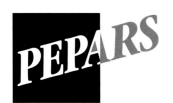

JN115595

【ペパーズ】
編集企画にあたって‥

　私には夢があります．

　この国，この世界の人々が，等しく質の高い「手外科」診療を受けることができるということです．

　「手外科」は形成外科，整形外科にまたがり，両者の素養が必要な，他分野にはない難しさがあります．まさに Orthoplastic surgery に他なりません．この 2 つの診療科の知識と技術を高いレベルで獲得し，維持する必要があります．高い山であるこの分野に形成外科からアプローチしその頂に立つ人いれば，整形外科のルートを辿る人もいるでしょう．いずれにせよバランスよく両者の知識と技術を習得する必要があり，これこそが手外科の道に進む上での高いハードルになっています．とまれ形成外科医は骨・関節などの整形外科的分野が苦手となりがちです．

　その現状を打破し，ひとりでも多くの先生方へ手外科に対する苦手意識を克服してほしいとの一念から，本誌 PEPARS No.169「苦手を克服する手外科」（2021 年 1 月号）を刊行し，幸いにも好評を得てきました．

　今回はそれらの苦手意識を払拭し，ある程度手外科を体験してきた先生方や手外科に従事し日々格闘している先生方へ，さらなる高みを目指して究極のレベルにまで到達していただくという目的から，本特集号「得意を伸ばす手外科」を企画しました．「得意を伸ばす」とは現状の技術や知識をさらに発展，普及させ，「手外科の未来」を想い，究極にはこれからの人材を育成することだと思います．若手の先生方ばかりではなく，中堅やベテラン，手外科専門医，あるいは国手と呼ばれる人々，あらゆる人々が対象となるでしょう．

　この本を手に取っているあなたたちこそが，手外科の未来を担う人材です．間違いありません．この颯爽たるあなたたちの未来圏から吹いてくる透明な清潔な風を感じて欲しいと思います．それは 1 つの送られた光線であり，決せられた南の風なのです．

2024 年 3 月

鳥谷部　荘八

KEY WORDS INDEX

WRITERS FILE

ライターズファイル（五十音順）

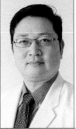

市原　理司
（いちはら　さとし）

2002年	順天堂大学卒業 同大学整形外科入局
2005年	京都大学再生医科学研究所 臓器再建応用分野，特別研究員
2010年	順天堂大学附属浦安病院整形外科，助教
2013〜15年	ストラスブール大学手外科センター，クリニカルフェロー
2018年	順天堂大学浦安病院手外科センター，副センター長
2020年	ASSH（米国手の外科学会）International Fellow
2022年	順天堂大学大学院医学研究科整形外科・運動器医学，准教授
2023年	同大学浦安病院外傷再建センター，センター長

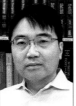

齊藤　　晋
（さいとう　すすむ）

1999年	名古屋市立大学卒業
2000年	大津赤十字病院形成外科・手外科
2004年	玉造厚生年金病院整形外科
2013年	京都大学大学院医学研究科形成外科学，助教
2019年	同，准教授

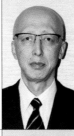

保坂　正美
（ほさか　まさみ）

1989年	東北大学卒業
1990年	同大学整形外科入局
1998年	東北大学整形外科，助手
2000年	東北労災病院
2002年	東北公済病院
2005年	英国王立整形外科病院（Birmingham, London）留学
2011年	東北大学整形外科，講師
2019年	宮城県立がんセンター整形外科，診療科長（医療部長）
2023年	同，副院長

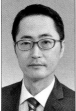

今泉　　督
（いまいずみ　あつし）

1998年	帝京大学卒業 同，第二外科
1999年	沖縄県立中部病院外科，研修医
2001年	東京医科大学形成外科
2002年	沖縄県立中部病院外科，研修医
2004年	同，形成外科
2010年	China Medical University Hospital, Taiwan，マイクロサージャリー・フェロー
2011年	沖縄県立中部病院形成外科

冨澤　英明
（とみざわ　ひであき）

2003年	福井医科大学（現福井大学）卒業
2004年	大阪大学整形外科医局入局〜関連病院
2016年	東京蒲田病院整形外科，部長 日本整形外科専門医，特別支援学校校医

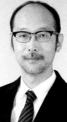

村田　景一
（むらた　けいいち）

1991年	奈良県立医科大学卒業
2002〜2004年	アメリカ Louisville, Kleinert Institute, research and clinical fellow
2004年	奈良県立医科大学救急科
2009年	同大学整形外科，助教
2013年	同大学整形外科，講師
2013年	市立奈良病院四肢外傷センター，部長
2014年	奈良県立医科大学，臨床教授（兼任）
2015年	市立奈良病院四肢外傷センター，センター長
2022年	同病院，副院長（兼任）

宇佐美　聡
（うさみ　さとし）

2004年	東京医科歯科大学卒業 横浜労災病院，初期研修医
2006年	東京医科大学形成再建外科
2007年	北海道大学形成外科医局
2009年	亀田総合病院形成外科
2011年	東京手の外科・スポーツ医学研究所高月整形外科病院
2012年	東京医科歯科大学形成再建外科
2013年	同，助教
2015年	東京手の外科・スポーツ医学研究所高月整形外科病院

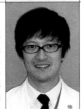

鳥谷部　荘八
（とりやべ　そうはち）

1995年	秋田大学卒業 平鹿総合病院，医員
1998年	東北大学形成外科入局，医員
2004年	同，助手
2006年	同，助教，手外科班チーフ
2010年	国立病院機構仙台医療センター形成外科手外科，医長 東北大学大学院医学系研究科，非常勤講師
2018年	岩手医科大学医学部，非常勤講師
2019年	東北医科薬科大学医学部，臨床教授
2020年	秋田大学医学部，非常勤講師 東北ハンドサージャリーセンター，代表

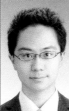

山本　　匠
（やまもと　たくみ）

2007年	東京大学卒業 虎の門病院，外科レジデント
2009年	東京大学形成外科
2011年	International Society of Lymphology（ISL）young lymphologist officer
2014年	東京大学形成外科，副科長
2015年	東京都立墨東病院形成外科，ISL auditor
2017年	国立国際医療研究センター形成外科，診療科長，ISL faculty
2018年	同センター国際リンパ浮腫センター，センター長
2019年	ISL Executive Committee
2021年	Chang Gung Memorial Hospital，客員教授
2023年	Harvard 大学，客員教授

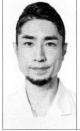

久能　隼人
（くのう　はやと）

2006年	兵庫医科大学卒業 高槻赤十字病院初期研修
2008年	亀田総合病院整形外科，後期研修
2011年	埼玉成恵会病院埼玉手外科研究所，手外科研修医
2012年	高月整形外科　東京手の外科研究所
2014年	埼玉成恵会病院　埼玉手外科研究所
2015年	亀田総合病院整形外科 Ganga Hospital（インド），fellow
2018年	E-DA Hospital（台湾），fellow
2019年	亀田総合病院整形外科，部長代理/手の外科マイクロサージェリーセンター，センター長
2024年	同病院整形外科，部長代理/上肢外科・外傷再建センター，センター長

CONTENTS

得意を伸ばす手外科

編集／仙台医療センター 医長／東北ハンドサージャリーセンター　鳥谷部荘八

◆編集顧問／栗原邦弘　百束比古　光嶋　勲
◆編集主幹／上田晃一　大慈弥裕之　小川　令

【ぺパーズ】
PEPARS No.208/2024.4◆目次

「PEPARS®」とは Perspective Essential Plastic Aesthetic Reconstructive Surgery の頭文字より構成される造語．

ここからマスター！

好評

手外科研修レクチャーブック

日本医科大学形成外科学教室准教授
小野真平 著

2022年4月発行
B5判　360頁　オールカラー
26本のweb動画付き
定価9,900円(本体9,000円+税)

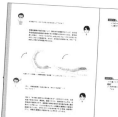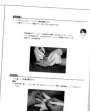

手外科のキホンを、会話形式のレクチャーで楽しく学ぶ！
手技の実際はSTEP by STEPと26本の動画で丁寧にわかりやすく解説しました！

目次

詳しい内容はこちらまで

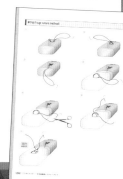

全日本病院出版会
〒113-0033 東京都文京区本郷 3-16-4　Tel:03-5689-5989
http://www.zenniti.com　　　　　　　　　　　Fax:03-5689-8030

PEPARS No.208：1-11，2024

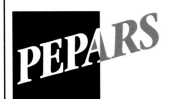

◆特集／得意を伸ばす手外科

マイクロサージャリーを伸ばす
─スーパーマイクロサージャリーを極める─

山本　匠[*1]　宮﨑柊子[*2]　坂井勇仁[*3]
十九浦礼子[*4]　山本奈奈[*5]

Key Words：スーパーマイクロサージャリー（supermicrosurgery），マイクロサージャリー（microsurgery），穿通枝吻合（perforator-to-perforator anastomosis），リンパ管吻合（lymphatic anastomosis），キメラ型 SCIP 皮弁（chimeric SCIP flap）

Abstract　マイクロサージャリー技術の発達により，0.5 mm 未満の脈管・神経の剥離・縫合・吻合を可能とするスーパーマイクロサージャリーが確立された．スーパーマイクロ領域の吻合では，内腔に鑷子を入れて運針を補助することができないため，30～80 ミクロンの針先の感覚で針を内腔に入れる（後壁をかけることなく前壁全層を穿通する）必要がある．マイクロサージャリーとは異なる手技と捉え，スーパーマイクロサージャリーに特化した修練が必要である．穿通枝吻合，神経束縫合，リンパ管吻合，キメラ型 SCIP・一期的超薄皮弁挙上が可能であり，手外科再建においても有用である．

はじめに

0.5 mm 未満の脈管・神経の確実な剥離・吻合・縫合を可能とするスーパーマイクロサージャリーの確立により，穿通枝吻合・神経束縫合・リンパ管吻合を駆使した様々な再建手術が臨床応用されるようになった．本稿では，スーパーマイクロサージャリーの要点と手外科再建への応用について概説する．

---

*1 Takumi YAMAMOTO，〒162-8655　東京都新宿区戸山 1-21-1　国立国際医療研究センター形成外科，診療科長/同センター国際リンパ浮腫センター，センター長
*2 Tohko MIYAZAKI，同センター形成外科，レジデント
*3 Hayahito SAKAI，同センター形成外科　フェロー
*4 Reiko TSUKUURA，同センター形成外科　常勤医
*5 Nana YAMAMOTO，同センター，招聘医

スーパーマイクロサージャリー

マイクロサージャリーは顕微鏡下に微小血管・神経を剥離・縫合する技術であるが，通常のマイクロサージャリーでは 1～2 mm の血管が対象となることがほとんどである．指尖部再接着では 0.5 mm より細い血管を吻合することもあるが，0.5 mm 未満の血管吻合による遊離皮弁移植を行うことは極めて稀であり，皮弁の血管茎は"太い方がよい"とされている．スーパーマイクロサージャリーは 0.5 mm 未満の脈管・神経の安全・確実な剥離・縫合・吻合を行う技術であり，後述の通り，技術面・応用面においてマイクロサージャリーと異なる．

スーパーマイクロサージャリーの対象となるサイズについては"0.8 mm 未満""1 mm 未満"など様々な定義があるが，本稿では"0.5 mm 未満"の定義を採用する．その大きな理由は，0.5 mm 未満の吻合では技術的にマイクロサージャリーと大

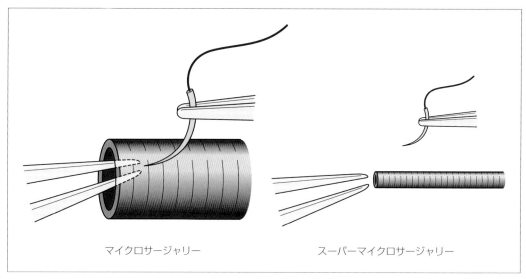

マイクロサージャリー　　　　　　　スーパーマイクロサージャリー

図 1. マイクロサージャリーとスーパーマイクロサージャリー

きく異なるからである．1〜2 mm の血管ではマイクロ鑷子を内腔に挿入して安全・確実に針を刺入することができるが，0.5 mm 未満の血管では通常のマイクロ鑷子を挿入することができないため，針先の感覚に基づいて適切に針を刺入（後壁を裏掛けせずに前壁全層を刺入）する必要がある（図1）．また，スーパーマイクロサージャリーの主要な臨床応用にリンパ管吻合があるが，吻合対象となるリンパ管（集合リンパ管）は 0.5 mm 未満であることも稀ではなく，確実なリンパ管吻合を可能とする技術という観点からも，"0.5 mm 未満"を定義とするのが好ましい．（"0.8 mm 未満""1 mm 未満"の定義では，技術・臨床応用ともに通常のマイクロサージャリーとの差異が明らかでなくなる）

スーパーマイクロサージャリーにより，0.5 mm 未満の血管・リンパ管の確実な剥離・吻合，神経束レベルでの神経縫合が可能となり，低侵襲リンパ浮腫外科治療，超微小血管吻合による皮弁移植，真皮レベルでの穿通枝剥離による超薄皮弁挙上・移植，キメラ型浅腸骨回旋動脈(superficial circumflex iliac artery；SCIA)穿通枝(SCIA perforator；SCIP)皮弁移植が可能となる．

吻合技術の要点

吻合のポイントは 11-0/12-0 針の針先の感覚であり，針先の"加速度"と"抵抗の消失"の 2 点に集約される．物質を穿通するには"力"が必要であるが，針が穿通する部分以外の組織を損傷しないためには，針先に適切な加速度をつけることが肝要である．適切な方向(脈管長軸方向と平行)に"短時間"かつ"短距離"で前壁を穿通するよう意識する．前壁全層を穿通した際の感覚(抵抗の消失)を習得し，前壁穿通後に裏掛けしてしまった際の感覚(抵抗)を把握できるようにしなければならない．「外→内」の運針がスーパーマイクロサージャリーの要点であるが，「内→外」の時も余計な組織をかけないよう(特に静脈・リンパ管の場合は弁をかけてしまうリスクがある)注意を要する．様々な吻合方法があるが，筆者おすすめの方法は以下の通りである．

① 最大倍率鏡視下に内腔・外膜を確認し，適宜外膜をトリミング，および弁が断端近くにある場合は弁部分を切除する

② 左手の鑷子で断端近くの外膜を把持し，針が脈管に刺さらないよう軽く針先をあてつつ後壁部分が表側にくるよう脈管を回転させる(図2)

③ 表側にきた後壁の断端近くの外膜を鑷子で把

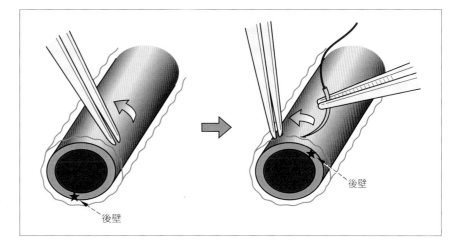

図 2.
鑷子と針先で脈管を回転し，後壁を前側へ移動させる.

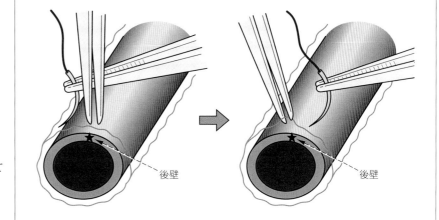

図 3.
回転した脈管を針を押し当て固定し（刺さないよう注意），鑷子で外膜を持ち直す.

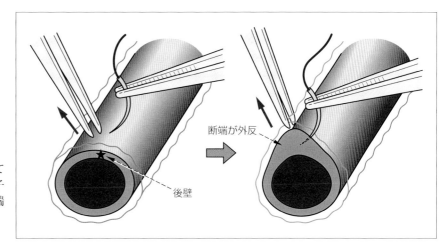

図 4.
針先を（回転して前側にきている）後壁に押し当て，鑷子で外膜を引っ張ることで断端を外反させる.

持し直し，針が脈管の長軸方向に平行になるよう脈管に押し当てる（図3）

④ 適宜左手の鑷子および右手の針を動かして断端が外反して内腔が見えるようにする（図4）

⑤ 針先の方向が脈管と平行（外反して見えた内腔へ至る方向）になっていることを確認して，勢いよく（ただし可及的短時間・短距離で）針を進め前壁を穿通する.（以上，「外→内」運針）（図5）

⑥「内→外」運針では，針の軸に対してなるべく垂

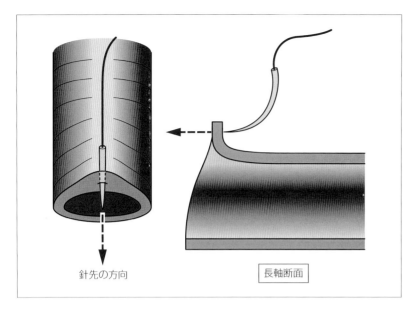

図 5.
針先が脈管長軸方向と平行になっていることを確認し，外反した脈管断端を穿通する．加速度を意識し，"短時間"かつ"短距離"で脈管（後）壁全層を穿通する．

長軸断面

針先の方向

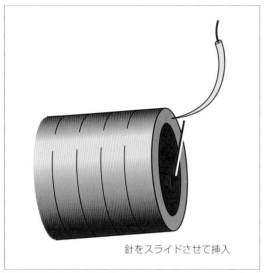

針をスライドさせて挿入

図 6. 脈管長軸方向ではなく，短軸方向にほぼ平行となるよう斜めの方向から針先を脈管へ内挿する（針自体は脈管長軸方向に平行となる向き）．

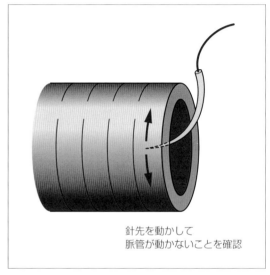

針先を動かして
脈管が動かないことを確認

図 7. 針をわずかに動かし，脈管が動かないことを確認して，適切な位置・バイトで壁全層を穿通する（加速度を意識）．

直な方向へ斜めへ動かして内腔へ針を入れる．（針の軸に沿った方向，通常の刺入方向だと，余計な組織を刺入しても気づきにくい）（図6）

⑦ 内腔で針を脈管の短軸方向へわずかに動かし，脈管壁が動かないことを確認する（余計な組織を刺入していないことを確認）（図7）

⑧ 鑷子で脈管を回転させて，適切な位置（後壁）に，適切なバイト（脈管壁厚の1～1.5倍）で針を穿通し（以上「内→外」運針），適切なテンションで結紮する

⑨ 2針目以降も1針目同様に，外膜もしくは前の縫合糸を牽引して「外→内」運針を行うが，back-wall first法に則り"その時に最も針をかけにくい部位"から縫合を進めていく

⑩ 吻合操作を6針程度（0.25 mm以下では4針程度）で完遂できるようピッチを調整して吻合する．

上記の方法（back-wall first法）では，内腔を視認し続けながら縫合することができ，かつ，縫合

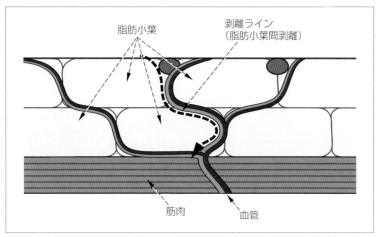

図 8. 脂肪小葉間剝離により重要構造物を直視下に置きながら安全に
剝離する.

を進めるほど縫合しやすくなるほか，いかなる状
況(マージンがなく脈管を反転できない時，
端々・端側・側端・側々吻合など)でも同様に吻合
操作ができるのが利点である．常にバイト・ピッ
チを意識して吻合するため，(スーパー)マイクロ
吻合操作のセンスを磨くのにも適しており，当科
では本法のみで吻合を行うよう指導している．

　前述の通り，針先の感覚を習得することが技術
的要点であるが，修練をし始めた時には「外→内」
運針中に後壁をかけてしまうことがあり，"正し
い感覚"を習得しづらい．修練開始時には，"常に
正しい運針である(後壁をかけずに前壁全層を穿
通する)"状況でないと"正しい感覚"を習得できな
いため，Intra-Vascular Stenting(IVaS)法を用い
て修練するのがよい．内腔よりやや小さいナイロ
ン糸(IVaS)を脈管に内挿し，IVaS に沿って針を
進めるだけで必ず正しい運針ができるため，この
時の感覚を"正しい感覚"として習得することがで
きる．一度この感覚を習得すれば，IVaS 法なしで
も適切な修練を積み臨床に応用できる．

　スーパーマイクロサージャリーにおいて常用す
る針糸は 11-0(0.5 mm 以上の脈管吻合)/12-0
(0.3〜0.5 mm 程度)/12-0s(0.1〜0.3 mm 程度)
であるが，10-0 より大きな針糸では針孔が大きく
なり血栓形成率が高いため避けるべきである．
スーパーマイクロサージャリーに特化した道具を
使用すると吻合しやすいのは間違いないが，通常

のマイクロセットでもスーパーマイクロサージャ
リーは可能である．その際は，通常のマイクロ持
針器では 11-0/12-0 針を把持しづらいため，マイ
クロ鑷子を持針器代わりに使用するのがよい．
20〜30 倍程度の倍率で吻合する術者もいるが，筆
者は通常 10〜15 倍程度の倍率で行っており，通常
の手術用顕微鏡でもスーパーマイクロサージャ
リーは十分可能である．

剝離技術の要点

　0.5 mm 未満の超微小脈管の剝離のポイントは
"脂肪小葉間剝離"と"非接触剝離"である．重要な
構造物，動脈・静脈・リンパ管・神経いずれも脂
肪層では脂肪小葉の間を走行している．通常，脂
肪層を直線状に剝離することが多いと考えられる
が，その場合，脂肪小葉およびその背面にある穿
通枝などの重要構造物を損傷してしまうリスクが
ある．しかし，"脂肪小葉間剝離"であれば，脂肪
小葉の間にある重要構造物を直視下に置きながら
剝離を進められるため，それらを温存しながら剝
離するのに適している(図8)．この技術は脂肪層
内の剝離を要する超薄皮弁やキメラ型 SCIP 皮弁
挙上において重要となる．

　脈管剝離において，剝離子を用いて鈍的に脈管
に沿って剝離を行うことが一般的であるが，この
方法では脈管に多少なりともテンションがかかっ
てしまう．通常の血管茎であれば特に問題はない

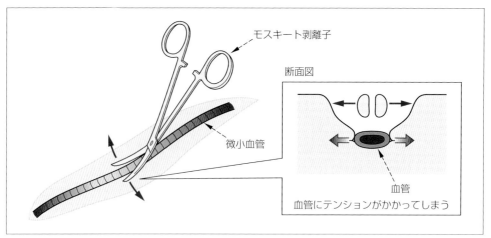

図 9. 鈍的剥離による微小血管損傷リスク

が，超微小脈管では不可逆的な攣縮や内皮損傷を
きたすリスクがあり控えるべきである（図 9）．す
なわち，超微小脈管剥離では，脈管に触れること
なく剥離するのが望ましい．筆者は有鈎鑷子と電
気メスのみを用いて"非接触剥離"により皮弁挙上
を行っている．鑷子で脈管周囲組織を牽引し，電
気メス（超薄皮弁挙上時は針先型で凝固モード約
7，それ以外ではへら型で凝固モード約 15 のセッ
ティング．筋膜など固い組織の剥離時のみ切開
モードを使用）で脈管から 5 mm ほど離れた部位
を焼き，同部位を電気メスの先端で押すことで周
囲組織から脈管を剥離していく（脈管には触れな
い）（図 10）．脈管裏面も，裏面組織を表側かつ脈
管から離れる方向へ牽引することで，同様に剥離
することができる（図 11）．一方から裏面まで剥離
出来たら，反対方向から同様の剥離を行い脈管を
全周性に剥離する（図 12）．
　脂肪内であれば脂肪小葉間を剥離することにな
るが，筋肉内では血管鞘に沿って剥離を進めるこ
とになる．脂肪小葉間剥離と同様に，血管（鞘）か
ら 7 mm ほど離れた部位を電気メスで焼き，押し
て剥離することで同様に血管剥離を完遂できる．
剥離中に"かたさ"を感じた場合は筋肉への枝があ
ることが多いので，血管鞘に沿ってその枝を 7
mm ほど剥離し凝固・切離するとよい．
　皮弁挙上における軟部組織の剥離はすべて鑷子
と電気メスのみで完遂できる．筆者が剥離子を用

いるのは，血管茎にテープをかける時，および血
管茎中枢端で動静脈間を剥離する時のみである．
通常の皮弁挙上時でもそうであるが，超微小血管
剥離時には特に乾燥・通電に注意する．剥離して
いない領域は濡れガーゼで多い，剥離している領
域も適宜水をかけて乾燥を防ぎ，電気メス使用時
には血管茎が下床など周囲組織に接触しているこ
とを確認する（浮いている箇所があると通電によ
る内皮損傷をきたす）

臨床応用

　スーパーマイクロサージャリーにより，確実な
リンパ管吻合・穿通枝吻合・神経束縫合（神経周膜
縫合）のほか，手外科に有用な超薄皮弁・キメラ型
SCIP 皮弁移植が可能となる

1．リンパ管吻合
　乳がん手術での腋窩リンパ節郭清・放射線照射
や，熱傷・外傷・腫瘍切除により上肢の主要リン
パ流が欠損・閉塞すると，上肢リンパ浮腫・リン
パ漏をきたす．リンパ浮腫・漏には様々な治療が
あるが，リンパ流障害部位より遠位で集合リンパ
管を近傍の（細）静脈に吻合するリンパ管細静脈吻
合術（lymphaticovenular anastomosis；LVA）が
本邦では主要な外科治療となっている．超微小脈
管剥離・吻合技術により，確実にリンパ管を静脈
を内皮同士が接合するよう吻合し，血栓形成を防
ぐことで効果的なバイパスを作成する．適応が限

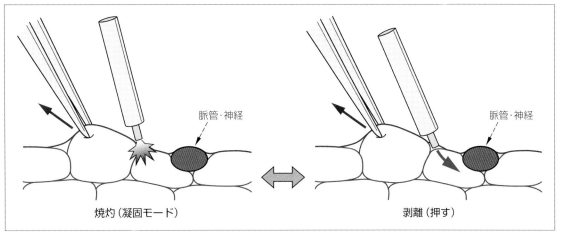

図 10. No-touch Isolation 1

剥離したい脈管・神経の周囲の組織を鑷子で把持・牽引し，その間を（脈管・神経から 7 mm 程離れた位置で）電気メス凝固モードで焼き，電気メス先端で押すことで剥離する．

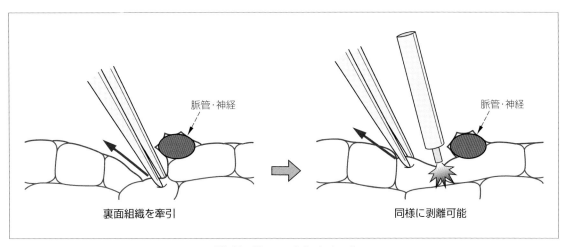

図 11. No-touch Isolation 2

"No-touch Isolation 1"を繰り返すと脈管・神経の後側方の組織まで剥離できる．剥離・露出した後側方の組織を鑷子で前側方へ牽引し，脈管・神経の裏面組織を側方へ移動させる．同様に電気メスで焼いて押すことで，裏面組織を剥離する．

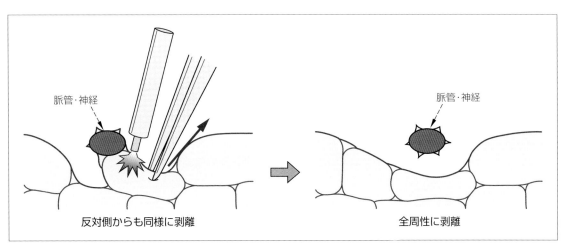

図 12. No-touch Isolation 3

反対側からも"No-touch Isolation 1～2"を行い，全周性に脈管・神経を剥離する．

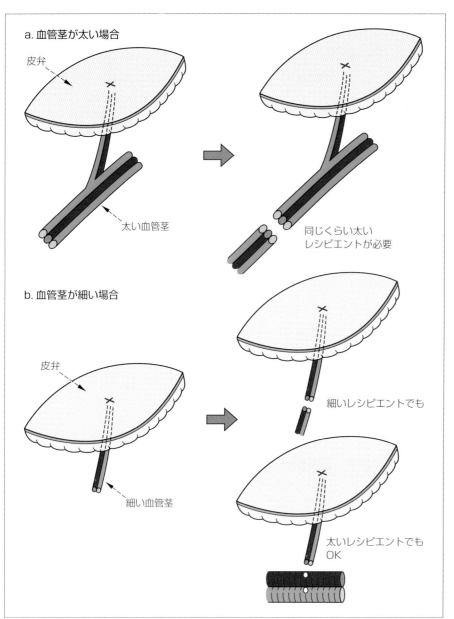

a. 血管茎が太い場合

皮弁

太い血管茎

同じくらい太い
レシピエントが必要

b. 血管茎が細い場合

皮弁

細い血管茎

細いレシピエントでも

太いレシピエントでも
OK

図 13.
血管茎が太い場合はレシピ
エントは太くなければなら
ないが(a), 血管茎が細い
場合はレシピエントは太く
ても細くてもよい(b).

られるが, LVA のほかリンパ管・リンパ管吻合も
可能である.

2. 穿通枝吻合

　いわゆる無名血管が吻合できるため, 指尖部な
どの小組織の再接着のほか, 短血管茎足趾移植,
穿通枝レベルでの皮弁挙上・移植が可能となる.
穿通枝は体表のいたるところに存在するため, あ
る程度の欠損であれば, どこからどこへでも皮弁
を移植することができるのが最大の利点である.
後述の通り, SCIP 皮弁が頻用されている. 皮弁の
栄養血管が細いため, スーパーマイクロサージャ

リーを習得していない術者にとっては困難である
が, レシピエント血管を選ばないという利点があ
る(通常の皮弁ではレシピエント血管は同等に太
いものしか使用できないが, 本法ではレシピエン
ト血管は太くても細くても対応可能)(図 13).

3. 神経束縫合

　神経縫合では周膜外膜縫合と外膜縫合が一般的
であるが, スーパーマイクロサージャリーを用い
ることで, 神経周膜縫合がより低侵襲で効果的な
ものとなる. 神経再建では縫合部のテンション・
血流, 介在組織, 縫合糸による瘢痕形成が問題と

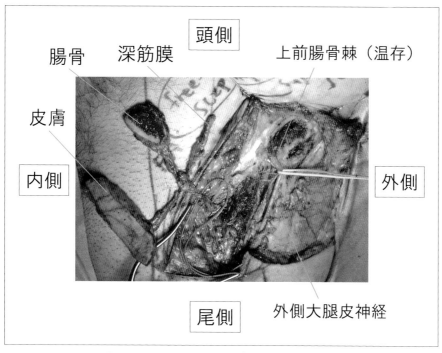

頭側

腸骨　深筋膜　　　　　上前腸骨棘（温存）

皮膚

内側　　　　　　　　　　　　　　　外側

尾側　　　外側大腿皮神経

図 14. キメラ型 SCIP 皮弁（腸骨＋筋膜＋皮膚）
手の複雑欠損（骨・腱・皮膚）の再建に有用

なるが，11-0/12-0 を用いることでこれらのリスクを低減できる．神経束レベルでの確実な接合ができ，また，神経束反転法による低侵襲神経再建も可能となる．

4．超薄皮弁

真皮にごくわずかな脂肪をつけた超薄皮弁のほか，真皮と血管茎からのみなる真皮弁・Pure-Skin-Perforator（PSP）皮弁（PSP；真皮に至る最も末梢の穿通枝のこと）の挙上では，スーパーマイクロサージャリーによる安全な超微小血管剝離が肝要である．薄い皮弁が要求される手外科では重宝する皮弁であり，遊離皮弁としても局所・遠隔皮弁としても利用可能である．18 MHz 程度の超音波が使用可能であれば，術前に PSP をマーキングして真皮下挙上法により挙上するのがよい．真皮を目視しながら針型電気メスで真皮直下の層で皮弁を挙上する（電気メスを用いる点を除けば，全層植皮を採取するのと同様の操作）．PSP を見つけ次第，必要な長さの血管茎が得られるまで中枢へ剝離し，皮弁挙上を完遂する．

5．キメラ型 SCIP 皮弁

前述の超薄・PSP 皮弁のドナーとして主に用いられるのは SCIP 皮弁である．鼠径部の真皮がもともと人体で 3 番目に薄いことから薄い皮弁作成に向いており，何よりドナー創部が下着に隠れるため最も理想的なドナーとされている．皮膚のほか，リンパ管・節，脂肪・筋膜，外側大腿皮神経，縫工筋，腸骨もキメラ型皮弁として挙上可能であり，手の複雑欠損の再建に有用である．SCIA 浅枝により皮膚・リンパ組織・脂肪・筋膜が，SCIA 深枝により皮膚・リンパ組織・脂肪・筋膜・外側大腿皮神経・縫工筋・腸骨が栄養されており，再建すべき組織に応じて適宜血管茎を選択しキメラ型皮弁として移植すると良い（図 14）．

まとめ

手外科における再建手術では，手の解剖・生理・病態生理の理解が不可欠であり，高難度・複雑な再建が要求されることも少なくない．洗練された手術を行うにあたりスーパーマイクロサージャリーは極めて有用である．近年はスーパーマ

イクロサージャリー用のロボットも開発されているが，操作性の問題(特にタイムラグ)やコストを考慮すると，ロボットなしでスーパーマイクロサージャリーを修練した方が簡便・現実的であろう．筆者の施設で修練した国内外の医師たちはほぼ全員(日本人は全員)がスーパーマイクロサージャリーを習得できており，再建外科の基本技術の1つとして習得すべきものと考えている．

指尖部再接着を手掛ける医師でも，穿通枝吻合を駆使した遊離皮弁移植を行っている医師は極めて少ない．何故であろうか？　再接着術と異なり皮弁移植では皮弁ロス(余計なドナー犠牲のみ残る)のリスクがあるからであろうか？　もし皮弁ロスリスクを忌避しているのであれば，指尖部再接着も自信をもって手術を行えていないことになる．

「血管の細さをものともせず，理想を追求した再建手術を自信をもって行える」，そんな再建外科医が1人でも増えることを願っている．本稿が少しでも役立てば幸いである．

謝　辞

原稿執筆にあたりご協力いただいた山本りこ，山本瑞希，両氏に感謝致します．

参考文献

1) Koshima, I., et al. : Perforator flaps and supermicrosurgery. Clin Plast Surg. **37**(4) : 683-689, 2010.

2) Yamamoto, T. : Onco-Reconstructive Supermicrosurgery. Eur J Surg Oncol. **45**(7) : 1146-1151, 2019.
   Summary　スーパーマイクロサージャリーを用いた腫瘍切除後再建の総説.

3) 山本　匠ほか：【他科に学ぶ手術手技と知識】To Be a Supermicrosurgeon：Supermicrosurgery の練習法と実際. 脳神経外科速報. **21**(10) : 1114-1120, 2011.
   Summary　スーパーマイクロサージャリーの練習法と臨床応用を概説.

4) Yamamoto, T., et al. : Quadruple-component superficial circumflex iliac artery perforator (SCIP) flap : a chimeric SCIP flap for complex ankle reconstruction of an exposed artificial joint after total ankle arthroplasty. J Plast Reconstr Aesthet Surg. **69**(9) : 1260-1265, 2016.
   Summary　4成分からなるキメラ型 SCIP 皮弁の報告.

5) Yamamoto, T., et al. : Minimally invasive lymphatic supermicrosurgery (MILS) : indocyanine green lymphography-guided simultaneous multi-site lymphaticovenular anastomoses via millimeter skin incisions. Ann Plast Surg. **72**(1) : 67-70, 2014.

6) Narushima, M., et al. : Intravascular stenting (IVaS) for safe and precise supermicrosurgery. Ann Plast Surg. **60** : 41-44, 2008.
   Summary　IVaS 法によるスーパーマイクロサージャリーの報告.

7) Yamamoto, T., et al. : Lambda-shaped anastomosis with intravascular stenting method for safe and effective lymphaticovenular anastomosis. Plast Reconstr Surg. **127**(5) : 1987-1992, 2011.

8) Yamamoto, T., et al. : Complete lymph flow reconstruction : a free vascularized lymph node true perforator flap transfer with efferent lymphaticolymphatic anastomosis. J Plast Reconstr Aesthet Surg. **69**(9) : 1227-1233, 2016.
   Summary　血管柄付きリンパ節移植にリンパ管リンパ管吻合を併用.

9) Yamamoto, T., et al. : Navigation lymphatic supermicrosurgery for iatrogenic lymphorrhea : supermicrosurgical lymphaticolymphatic anastomosis and lymphaticovenular anastomosis under indocyanine green lymphography navigation. J Plast Reconstr Aesthet Surg. **67**(11) : 1573-1579, 2014.
   Summary　リンパ漏治療におけるリンパ管リンパ管吻合および LVA の報告.

10) Yamamoto, T., et al. : Efferent lymphatic vessel anastomosis (ELVA) : supermicrosurgical efferent lymphatic vessel-to-venous anastomosis for the prophylactic treatment of subclinical lymphedema. Ann Plast Surg. **76**(4) : 424-427, 2016.

11) Yamamoto, T., et al. : Use of non-enhanced angiography to assist the second toetip flap transfer for reconstruction of the fingertip defect. Microsurgery. **34**(6) : 481-483, 2014.

Summary 短血管茎趾尖部移植による指尖部再建の報告.

12) Yamamoto, T. : Day microsurgery : further application of free flap transfer as an ambulant surgery. J Plast Reconstr Aesthet Surg. **84** : 567-573, 2023.
Summary 穿通枝吻合・短血管茎足趾移植による日帰り遊離皮弁術の報告.

13) Koshima, I., et al. : Fascicular turnover flap for nerve gaps. J Plast Reconstr Aesthet Surg. **63** (6) : 1008-1014, 2010.
Summary 神経束反転法による各種神経再建の報告.

14) Yamamoto, T., et al. : Free anterolateral thigh flap with vascularized lateral femoral cutaneous nerve for treatment of neuroma-in-continuity and recurrent carpal tunnel syndrome after carpal tunnel release. Microsurgery. **34** (2) : 145-148, 2014.

15) Narushima, M., et al. : Pure skin perforator flap for microtia and congenital aural atresia using supermicrosurgical techniques. J Plast Reconstr Aesthet Surg. **64** (12) : 1580-1584, 2011.
Summary 超薄皮弁より薄い PSP 皮弁の報告.

16) Yamamoto, T., et al. : Subdermal dissection for elevation of pure skin perforator flaps and super-thin flaps : the dermis as a landmark for the most superficial dissection plane. Plast Reconstr Surg. **147** (3) : 470-478, 2021.
Summary 真皮下挙上法による超薄皮弁・PSP 皮弁の短時間挙上法の報告.

17) Narushima, M., et al. : Superficial circumflex iliac artery pure skin perforator-based superthin flap for hand and finger reconstruction. J Plast Reconstr Aesthet Surg. **69** (6) : 827-834, 2016.

18) Yamamoto, T., et al. : Supermicrosurgery for oncologic reconstructions. Glob Health Med. **2** (1) : 18-23, 2020.

19) Yoshimatsu, H., et al. : Proximal-to-distally elevated superficial circuflex iliac artery perforator flap enabling hybrid reconstruction. Plast Reconstr Surg. **138** (4) : 910-922, 2016.

20) Yamamoto, T., et al. : Lymph-interpositional-flap transfer(LIFT)based on lymph-axiality concept : simultaneous soft tissue and lymphatic reconstruction without lymph node transfer or lymphatic anastomosis. J Plast Reconstr Aesthet Surg. **74** (10) : 2604-2612, 2021.

21) Yamamoto, T., et al. : Lymph flow restoration after tissue replantation and transfer : importance of lymph axiality and possibility of lymph flow reconstruction using free flap transfer without lymph node or supermicrosurgical lymphatic anastomosis. Plast Reconstr Surg. **142** (3) : 796-804, 2018.

22) Yamamoto, T., et al. : Lymphatic vessel diameter in female pelvic cancer-related lower extremity lymphedematous limbs. J Surg Oncol. **117** (6) : 1157-1163, 2018.
Summary 集合リンパ管径に関連する因子の解析.

23) Yamamoto, T., et al. : Sensate superficial inferior epigastric artery flap innervated by iliohypogastric nerve for reconstruction of a finger soft tissue defect. Microsurgery. **35** (4) : 324-327, 2015.

24) Yamamoto, T., et al. : Transversely-inset great toe hemi-pulp flap transfer for the reconstruction of a thumb-tip defect. Microsurgery. **35** (3) : 235-238, 2015.

25) Yamamoto, T., et al. : Radical reduction and reconstruction for male genital elephantiasis : Superficial circumflex iliac artery perforator (SCIP)lymphatic flap transfer after elephantiasis tissue resection. J Plast Reconstr Aesthet Surg. **75** (2) : 870-880, 2022.
Summary PSP 皮弁による包皮再建を含む男性陰部象皮症の一期的根治手術.

PEPARS No.208：12-26, 2024

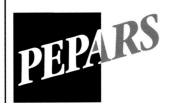

◆特集／得意を伸ばす手外科

手指への遊離皮弁を伸ばす
—similar tissue flap を適応する—

今泉　督[*1]　Dong-Chul LEE[*2]

Key Words：無毛皮膚(glabrous skin)，皮膚境界帯(skin transitional zone)，超音波カラードプラ(color Doppler)，内側足底部の皮弁(instep flaps)，手内皮弁(intrinsic hand flaps)

Abstract　　無毛皮膚による手指の被覆再建は「調和の取れた自然な」手指の再建を目指して行われる．無毛皮膚を含む皮弁は掌側皮膚欠損の被覆に有用であるが，単にこのような皮弁を移植するだけでは必ずしも自然な手指は再現できない．「調和の取れた自然な」手指の再建のためには，手，指，足，趾の特徴と各々の皮弁の特徴を吟味すること，また，手全体として再建の痕跡が目立たず，自然な形態に回復させることが理想的である．Instep flaps を中心とした足からの皮弁と intrinsic hand flaps を用いた手指掌側皮膚軟部組織欠損の再建術を解説する．

はじめに

　手指の再建では欠損の特徴(皮膚の色調と質感，皮下脂肪の厚み，輪郭など)を把握し，手全体として再建の痕跡が目立たず，自然な形態に回復させることが理想的である．そのためには，欠損形態に応じた皮弁採取部の選定に加え，術中の腫れや二期的修正術を見据えた皮弁デザインと手術計画が大切である．無毛皮膚(instep flaps を中心とした再建は第1筆者，intrinsic hand flaps は第2筆者(第1筆者が和訳編集))を用いた手指掌側皮膚軟部組織欠損の再建術を解説する．

[*1] Atsuhi IMAIZUMI，〒904-2293　うるま市字宮里281　沖縄県立中部病院形成外科
[*2] Dong-Chul LEE, Department of Plastic and Reconstructive Surgery, Gwangmyung Sungae General Hospital

再建術で考慮する手指と皮弁採取部の特徴

1．皮　膚

　掌側皮膚欠損へ単に無毛皮膚を含む皮弁を移植するだけでは必ずしも自然な手指は再現できない．手指の皮膚には日焼けをする有毛皮膚と把握動作に重要で透明層を有した角質の厚い無毛皮膚，そして両者の境界帯がある．この境界は固有指間スロープ中央で始まり，基節部ではほぼ側正中線に一致し，中節から背側正中寄りとなり，末節部では後爪郭から側爪郭で終わる．小指球や母指球外側では背側よりで，手関節部ではおおよそ遠位手首皮線に一致する．この境界帯は色調差がわずかでも，皺模様の変化でその位置がわかる(図1-a, b)．足の境界帯は内側足底で舟状骨粗面(足内側皮弁の栄養血管進入位置)付近を頂点としたアーチを描き，第1中足骨の足底寄りを通る．第1趾間ではスロープ中央よりやや足背側に位置する(図1-c)．

　掌側皮膚欠損では境界帯や背側皮膚欠損を合併

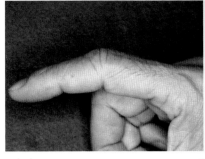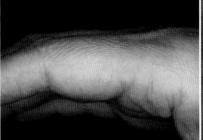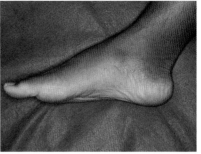

a|b|c

図 1. 手足の有毛皮膚, 無毛皮膚, 境界帯

a：指の皮膚境界は基節部でほぼ側正中線に一致し, 中節から背側正中寄りとなり, 末節部では後爪郭から側爪郭で終わる.

b：日焼けのない指の境界帯. 色調差がわずかでも, 皺模様の変化でその位置がわかる.

c：内側足底の境界帯

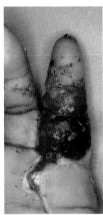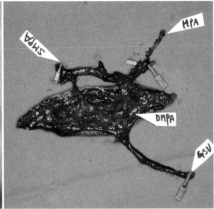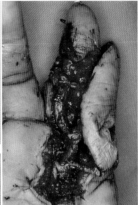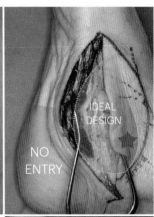

a|b|c|d
　　|e

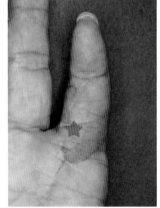

図 2.

足内側皮弁による再建例（症例 1）

　a：左小指基節部皮膚壊死および両側固有指動脈閉塞

　b：Flow-through 型血管茎（MPA；内側足底動脈, DMPA；内側足底動脈深枝, SMPA；内側足底動脈浅枝）

　c：橈側固有指動脈と掌側皮膚の同時再建

　d：皮弁デザイン. 境界帯を優先した皮弁デザインでは血管茎の皮膚侵入部位（☆）が皮島の端となり, 踵にまで及んでしまう.

　e：再建術後 2 年 9 か月, 修正術後 5 か月. 皮膚境界帯がずれ, 掌側に有色素皮膚が配置されている.

することが多く, その複合皮膚合併欠損の特徴を考慮すると皮弁採取部の左右が限定される. 例えば, 左指の側正中欠損が橈側で, 足内側皮弁を用いる際は左足, 欠損が尺側であれば右足となる. しかし, 各々の血管茎の解剖や皮弁によっては, 必ずしも理想的なデザインが行えない場合もある（図 2）.

2．皮下脂肪

掌側皮膚皮下脂肪の厚みは部位により異なる. 大野らの超音波診断装置を用いた掌蹠の厚さ計測結果は参考になる[1]. これによると, 基節や中節部掌側の欠損には小指球や足内側皮弁領域が厚さの点で近似しているが, 実際には皮弁の厚さは均一ではなく, 足内側皮弁の栄養血管周囲や内側足

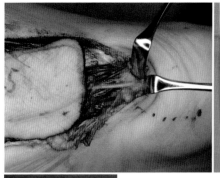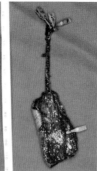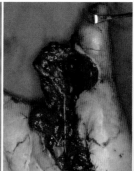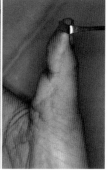

a | b | c | d
---
e

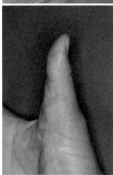

図 3.
Instep flaps の厚さ 1（症例 2）
　　a：内側足底神経第 1 枝
　　b：長い血管茎を持つ神経付き内側足底皮弁．皮弁辺縁は比較的脂肪組織が少ないが，
　　　　血管茎（浅枝）周囲には脂肪組織が多くある．
　　c：解剖学的嗅ぎタバコ入れで吻合し，尺側固有掌側指神経欠損を内側足底神経第 1 枝
　　　　で同時再建した．
　　d：除脂肪術前
　　e：再建術後 1 年 4 か月，除脂肪術後 3 か月

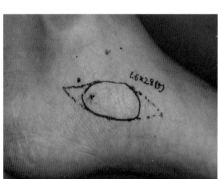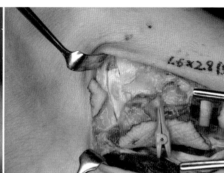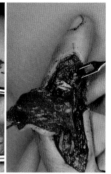

a | b | c
---
d | e

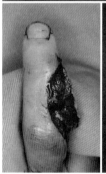

図 4.
Instep flaps の厚さ 2（症例 3）
　　a，b：下伸筋支帯を含む足内側皮弁
　　c：皮膚および A4 腱鞘の同時再建．皮弁辺縁は薄めであるが，
　　　　血管茎周囲には脂肪組織が多い．
　　d：皮弁縫着後．かなり皮弁は厚い．二期的除脂肪術を考慮し，
　　　　掌側は縫合閉鎖，背側は分層植皮で閉鎖した．
　　e：再建術後 2 年 3 か月，除脂肪術，小指球側面からの植皮術，
　　　　および Z 形成術後 1 年 2 か月

底皮弁の筋間中隔部では脂肪が多いため，指掌側，特に側面の再建では除脂肪術を要する（図 3〜5）．一方で手掌欠損では内側足底部の厚さの違いを利用することで手掌の輪郭を再現できる（図 6）．

3．血　管

A．再建時の血管配置

　指や遠位手掌での遊離皮弁の血管吻合では動脈は掌側，静脈は背側と別々に行われることが多い．掌蹠からの皮弁では栄養動脈の伴走静脈に加え，皮下静脈を含めることでこのような血管配置

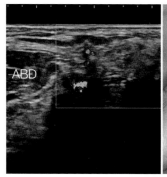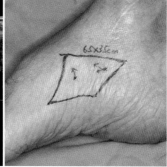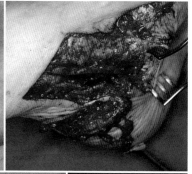

a | b | c
| d | e

図 5.
Instep flaps の厚さ 3（症例 4）
　a，b：超音波カラードプラで内側足底動脈深枝の筋膜出口から
　　　　真皮進入部を同定し，足内側皮弁をデザインした（ABD：母趾
　　　　外転筋）．
　c：初回薄層化を行い，皮島および血管茎周囲の脂肪は足部に残
　　　して，皮弁を挙上
　d：皮弁縫着後
　e：再建術後 1 年（修正術なし）

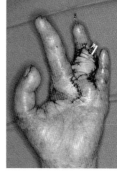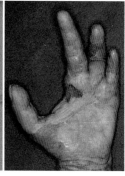

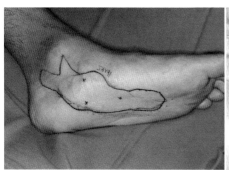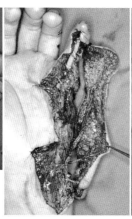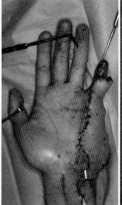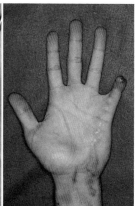

a | b | c | d

図 6．内側足底皮弁による手掌の輪郭を再現（症例 5）
　a：大きく皮島を採取するので，複数の穿通枝を含めたデザイン
　b，c：皮弁の薄い部分（足底筋膜上は内側に比べ皮下組織が薄い）で小指および遠位
　　　　手掌を被覆し，厚い部分で小指球を被覆．二期的除脂肪術を背側で行うため，掌側
　　　　は縫合閉鎖し，分層植皮で創閉鎖した．
　d：再建術後 1 年，修正術（分層植皮の切除，除脂肪術，瘢痕拘縮形成術）および二期
　　　的屈筋再建術後 6 か月

が可能である．

B．移植組織と移植症の血管

　動脈血管径は内側足底動脈分岐部で 1.6 mm
（新鮮凍結屍体）ほどで基節部より中枢の固有指動
脈に適した口径[2]，内側足底動脈浅枝と深枝はそ
の分岐部でともに 1 mm 前後[3]と報告されている．

血管茎の長さは浅枝の皮下侵入部から内側足底動
脈分岐部までで 5 cm 程である（図 3-b）[2]．足内側
皮弁も浅枝の切離で約 5 cm とされるが[4]，あまり
長く取った経験はない．内側足底動脈の浅枝と深
枝の分岐部，深枝とその内側枝を用いることで血
管茎を flow-through 型にできる（図 2-b，c）．ま

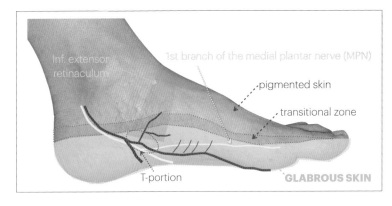

図 7.
Instep flaps の特徴

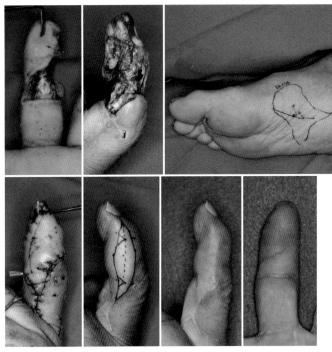

| a | b | c | d |
| e | f | g | h |

図 8. 内側足底皮弁による指広範囲皮膚欠損の再建(症例 6)
　a，b：左中指末節・中節部掌側～尺側～指背に至る広範囲欠損
　c：浅枝やその穿通枝の走行や穿通枝の分枝の真皮進入部(皮弁デザイン中の矢印)を
　　正確にマーキングする．
　d：初回薄層化を併施した皮弁．血管茎は約 5 cm と長く，指間部で吻合可能
　e：再建直後の尺側の所見．側正中切開の創縁同士の縫合による血管茎の圧迫を避け
　　るため，創縁間に移植皮弁に設けた三角弁を間置した．
　f：再建後 15 か月目に尺側で皮島の部分切除と除脂肪術を施行
　g，h：再建後 1 年 4 か月目，除脂肪術後 1 か月目

た，固有趾動脈は基節部で中節部固有指動脈と口
径差が同等[5]と報告されている．静脈は皮静脈を
中枢に追うことで，口径と長さを調整できる．し
たがって，perforator-to-perforator 吻合を要さな
い足からの遊離無毛皮膚皮弁の血管吻合は玉井分
類 zone Ⅱ での再接着技術で対応できる．

Instep flaps の特徴と選択(図 7)

　筆者 1 は専ら足(趾も含む)からの皮弁を用いて
いる．その理由は第 1 に血管径が大きいこと，第
二に内側足底部から十分に大きな皮弁の採取が可
能であること(図 6，8)[3]，最後に手全体として手

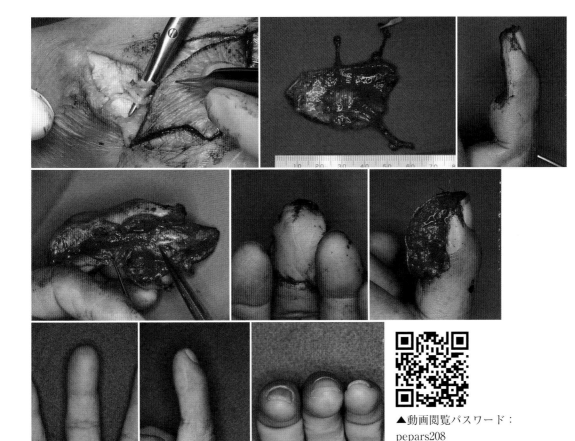

▲動画閲覧パスワード：
pepars208

a	b	c
d	e	f
g	h	i

図 9. 内側足底皮弁による指腹全欠損の再建（症例7）（動画：症例7参照）
a：浅脂肪層内でいくつかの細い皮静脈を周囲組織ごと遊離し，その中枢で合流する
　　皮静脈を確保
b：挙上した内側足底皮弁．皮弁は比較的薄いが，血管茎周囲には脂肪組織が多い．
c：左中指指腹全欠損
d：血管吻合部より末梢の橈側固有掌側指動脈とその周囲組織を切除し，十分に血管
　　茎が収まるスペースを作成
e：指尖で皮弁の一部を三角形に脱上皮し，縫合することで指尖の丸みを再現した．
f：二期的除脂肪術で回復した橈側の知覚損傷を避けるため，つまみに関わる橈側は
　　縫合閉鎖し，尺側は分層植皮で閉鎖した．
g，h，i：再建後1年，除脂肪術後6か月

術の印象（輪郭不正や瘢痕）を最小限にするためで
ある．足の皮弁を用いた際には二期的皮弁減量術
を要するが，同時に様々な修正が行え，最終的に
自然な仕上がりが得られる．

摘みに関与する指腹部再建には感覚皮弁（半側
趾腹皮弁，部分第2趾皮弁）を第1選択としている

が，患者の好みにより instep flaps を用いる．指
腹部は無毛皮膚のみであるため，無毛皮膚のみの
皮島となる内側足底皮弁で自然な仕上がりが得ら
れる（図9）．一方，足内側皮弁の栄養血管進入部
は境界帯にあるため，症例によっては指腹がやや
くすんだ色調になることがある（図10）．また足内

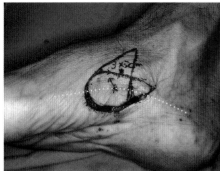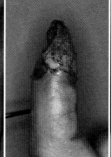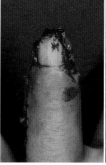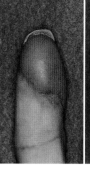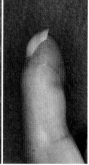

図 10. 足内側皮弁による指腹再建例 1(症例 8)　　　　　　　a|b|c|d|e

　a：穿通枝の向きに応じて上向雫型にデザイン変更した．黄色点線は皮膚境界帯
　　で皮弁の大半が有色素皮膚よりになっていた．
　b：左中指指腹全欠損
　c：皮弁配置後．指尖部爪下皮膚相当部の皮弁のヒダが少ない．
　d，e：再建後 10 か月，除脂肪術後 3 か月．皮弁の最も無毛皮膚(足底)側が配置
　　された橈側は色調の調和がとれているが，指腹部では色調が合っていない．
　　Parrot beak deformity が見られる．

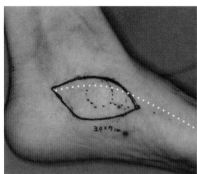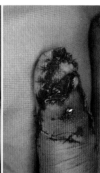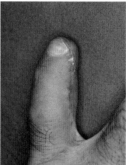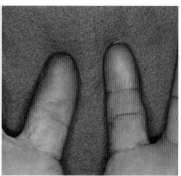

図 11. 足内側皮弁による指腹再建例 2(症例 9)　　　　　　　a|b|c|d

　a：境界帯(黄色点線)がやや背側にあり，皮弁の大半は無毛皮膚となった．
　b：左小指全指腹欠損に皮弁を配置．指尖部爪下皮膚相当部で十分なヒダが作成
　　された．遠位爪床欠損に全層植皮を併施
　c，d：再建後 1 年，修正術(橈側皮弁の部分切除と若干の除脂肪術)術後 5 か月．
　　皮弁の色調は指の無毛皮膚と調和している．

側皮弁は前述の通り薄いので，欠損量の大きい指腹欠損ではその適応に慎重を要し，再建時に工夫を要する(図 10)．

指節部掌側欠損では有毛皮膚や境界部が含まれるかで皮弁を選択している．特に指節部側面欠損では境界帯が欠損しているため，境界帯を中心に皮弁をデザインできる足内側皮弁が最適である(図 4)．しかし，この皮弁は先に述べた栄養血管進入部が境界帯上にあるため，欠損の大半が無毛皮膚で境界帯が少ない場合は，皮弁配置が困難と

なる(図 2)．解決策としては，除脂肪術が必須であるが，足背側よりに境界部を含めた内側足底皮弁の利用，薄い足内側皮弁を用いるのであれば，背側に欠損より大き目の皮弁を移植し，二期的に余剰な境界帯より背側の皮弁切除，または hypothenar flap の利用が考えられる．広範な無毛皮膚欠損には足底非荷重部内で大きな皮島が取れる内側足底皮弁が最適である(図 6)．さらに広範な手掌皮膚欠損の再建も内側足底動脈皮弁と足内側皮弁を連合皮弁にすれば可能だが，足内側皮弁領域

の皮膚と手掌皮膚との色調差が目立つ(図12).

　長い血管茎が必要な場合は上述通り，内側足底皮弁(血管茎約5cm)が最適である(図3-b, 8-d).

　内側足底皮弁では内側足底神経第1枝，足底筋膜，母趾外転筋(機能的筋肉移植)，足内側皮弁では下伸筋支帯などの同時採取が可能であり，長い神経，靭帯，母指球筋などの合併欠損の同時再建が行えることはinstep flapsの特徴である(図3, 7).

術前超音波カラードプラ検査(動画：症例7)

　手指へ用いる遊離皮弁は小さいため超音波カラードプラを用いて栄養血管の選定とそれが脂肪層ではなく，確実に真皮直下まで到達することを確認している．前述の通り欠損に最適な側から診査する．周波数帯域が20MHz程度のプローブを用い，実際の手術体位で流速約5cm/sから探査を始める．

　内側足底皮弁では，まず母趾外転筋の外側縁を描出後，カラーモードに変換し，内側足底動脈浅枝を同定する．カラードプラのballooning効果により正確な血管径の判定は困難だが，目安にはなる．足底筋膜上脂肪層内で流速を調整しながら，最も強い拍動の穿通枝を選択する．次いで，プローブによる過度の圧迫に注意しながら，その穿通枝の主要分枝(複数の場合もある)を真皮直下まで追跡する．内側足底動脈浅枝，穿通枝分岐部，穿通枝の主要分枝の真皮進入部をプローブの中央に合わせ，正確に体表に印を付ける(図8-c)[6].

　足内側皮弁では舟状骨粗面と母趾外転筋内側を描出し，その間から出現する内側足底動脈深枝の内側枝とその分枝を同定する(図5-a, b)．ここでは内側足底皮弁より脂肪層が薄いので，真皮直下までの栄養血管の追跡は困難な場合もある．

　半側趾腹皮弁/部分第2趾皮弁では固有趾動脈の開存，長めの血管茎が必要な場合は第1背側中足動脈と第1底側中足動脈合流部での血管径を確認する．

　移植症血管(動静脈ともに)の開存レベルを確認

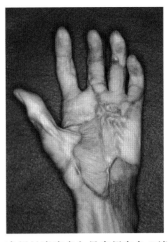

図12. 内側足底皮弁と足内側皮弁の連合皮弁(症例10)
内側足底皮弁は中指・環指・小指掌側皮膚欠損へ配置し外科的合指とした．足内側皮弁は母指球に配置した．再建後9か月，合指分離後3か月

しておく．

　手術当日，麻酔導入後に手術体位をとった後に，収縮期血圧を100mmHg以上に維持し，再度超音波で先の印が正確かを確認する．

再建部

　創の新鮮化を行う．収縮した創縁の切除と拘縮解除(三角弁作成など)，腱，靭帯や骨では最小限のデブリードマンを行う．指では側正中切開から固有指動脈と神経を露出(血管剝離は吻合時に施行)する．皮静脈は皮弁挙上後に選定，露出するので，印のみを付ける．

デザイン

　滅菌パックの透明プラスチックシートを欠損部に当て，油性ペンで欠損形状，境界帯の欠損があれば，創外の残存境界線と失った境界線を描く．指間，指腹，爪下に再建が及ぶ場合は皮弁デザインに小三角弁を加え(図13)，血管茎を覆う三角弁を必ず含めるが(図8-e)，内側足底皮弁では内顆下方の血流が乏しいことがあるので注意を要する．皮弁採取部の境界線をマーキングし，プラスチックシートの境界線を合わせ，栄養血管の真皮

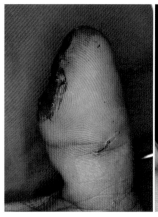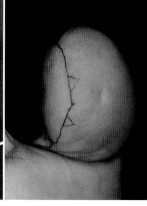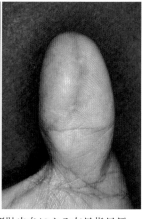

a|b|c

図 13. 小三角弁の付加, 欠損の拡大(症例 11:第 1 趾半側趾皮弁による右母指尺側
　　　　指腹欠損の再建)
　　a:右母指尺側指腹欠損
　　b:皮弁の爪下相当部と指腹部に小三角弁を付加した.
　　c:皮弁が小さく, その縮小は血流障害の懸念があるので, 指腹尺側約半分に欠損
　　　を拡大し再建した. 術後 6 か月目, 修正術後 7 か月目

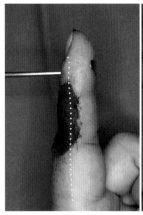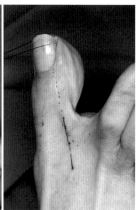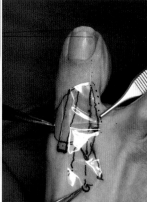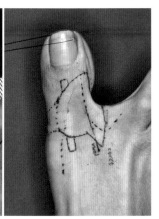

図 14. デザイン　　　　　　　　　　　　　　　　　　　　　a|b|c|d
　　a:境界帯(黄色点線)を含む皮膚欠損
　　b:足部の境界帯(紫点線)をマーク. 紫実線は動脈血管茎
　　c:足部に欠損形状と境界帯を書き込んだプラスチックシートをあて, 境界帯を
　　　合わせ, 血管茎など(ここでは長母指伸筋腱)の皮弁内での位置を決める.
　　d:最終デザイン

進入部が皮弁内の適切な位置になるようにデザインする(図14). 大半の欠損が無毛皮膚で境界帯欠損が少ない場合に足内側皮弁を用いる際は, 前述のような対策を検討する. 皮弁の大きさは欠損の約 2 割増しにしている.

皮弁挙上

1. 内側足底皮弁(動画:症例 7)
皮弁採取側足を約 1 分間挙上後に駆血を開始

し, 内側から切開する. 1~2 本の皮静脈を吻合しやすい口径まで剝離し, 血管吻合に備える. デザインした皮弁を通過するだけの皮静脈しかない場合はその一層上の真皮直下脂肪層内で幾つかの細い皮静脈を周囲組織ごと遊離し, その中枢で合流する皮静脈を確保する(図 9-a).
　皮弁内側を母趾外転筋上で短趾屈筋との筋間中隔まで剝離すると, 筋間中隔脂肪を覆う膜越しに細い穿通枝が確認できる. この皮弁だけではな

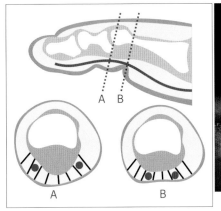
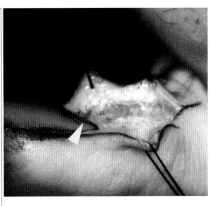

a|b

図 15.
部分趾皮弁採取に関わる足底側皮静脈と線維様隔壁の関係
　a：横断面 A（指節部）では線維様隔壁が長く皮静脈と真皮間に距離がある．横断面 B（皮線部）では線維様隔壁が短く真皮直下に皮静脈がある．
　b：剝離した趾足底側皮静脈

く，部分趾移植の足底側皮静脈や脂肪層内で穿通枝の分枝を探査する際には，挙上中の皮弁や創縁の牽引を緩め血管の虚脱を解除したり，探査している血管の中枢や末梢を揉むことで，血管内に血液を流入させると発見しやすい．母趾外転筋を内側，短趾屈筋を外側に牽引し，筋間中隔を開いて穿通枝を中枢に剝離する．この操作を中枢に進めると母趾外転筋が深部で硬い筋膜となり筋間中隔と癒合している．この筋膜の下に浅枝があるので伴走静脈を損傷しないように切離し，浅枝と穿通枝本幹を露出する．術前マーキングと露出した血管走行の一致，最も太い穿通枝が皮島に必ず含まれていることを確認する．穿通枝は筋間中隔または，足底筋膜内側縁を貫通しており，その穿通枝は既に視認できているため，次の皮島外側からの皮弁挙上中に足底筋膜上での皮弁薄層化が安全に行える．薄層化を行う場合は，マーキングした穿通枝の真皮進入部から 1 cm までは必要な厚さで盲目的に行う（動画内では薄層化は行っていない）．その後，慎重に皮下組織の線維を縦方向に分け，先に同定した穿通枝分枝を外側からも露出し，その本幹を足底筋膜へ追跡する．この際に脂肪層内の穿通枝は全周性には露出せず，血管の裏側の脂肪組織は残す[6]．穿通枝周囲の皮弁皮下組織に向かう足底筋膜線維を切離し，足底筋膜から穿通枝を切り離す．穿通枝が足底筋膜を貫通する場合は内側の筋膜を皮弁に含めることもあるが，元来厚い皮弁なので，極力足底筋膜は皮弁に含め

ない．短趾屈筋から皮弁を剝離，浅枝遠位を切離し，浅枝を皮弁ごと中枢に挙上する．長い血管茎を要する場合は，母趾外転筋を切断，深枝を切離し，内側足底動脈起始で血管茎を切離する．

内側足底神経第 1 枝を含める際は，皮弁遠位の母趾外転筋上でこれを同定し，中枢に向けて intra-neural dissection を行う（図 3-a）．

切断した母趾外転筋を修復し，これに足底筋膜内側縁を縫い付け植皮を行う．分層植皮より全層植皮の方が術後の症状が軽いようである．

2．足内側皮弁
皮弁挙上は従来通りの方法である[4)7]．

3．部分第 2 趾皮弁と半側趾皮弁
2 つの皮弁の血管茎には固有趾動脈と足底皮静脈を用いる．

挙上方法の詳細は文献[5]を参照していただきたい．特に留意すべき点を解説する．まず，足底側切開から皮静脈を露出するが，ここが肝である．足底の皮静脈は足底側外側寄りにある．PIP 関節部近位位節間皮線部では線維様隔壁が短く皮静脈が真皮直下にあるため，静脈損傷の恐れがある．そのため，真皮弁の挙上/皮静脈露出は線維様隔壁が長く真皮と皮静脈間に少し脂肪組織がある指節部で足底側内側よりから開始し，線維様隔壁が短い側面に向けて皮静脈を露出する（図15）．真皮のみを慎重に切開し，先の細い有鈎鑷子で真皮弁に適度な緊張をかけ，メスの先端で緊張のかかった線維隔壁を切離して行くと，皮静脈にうっすら

と膜がかかったような層で真皮弁が挙上できる。趾腹を揉むと皮静脈に血液が流入し、見つけやすくなる。皮静脈の露出を指節関節部に続け、中枢では趾間部まで剝離すれば長さと太さは中節部での吻合に十分となる。皮静脈周囲に少し周囲組織をつけて剝離する。Tear-drop型皮島の三角部分近位の細い皮静脈は周囲の皮下脂肪ごと挙上する。状況によっては背側に向かう皮静脈を利用することもある。

再　建

皮弁を仮固定後、血管吻合や神経縫合部を決定する。静脈吻合は可能な限り口径の大きい背側皮静脈を用いるが、掌側皮静脈を用いる場合もある。動脈吻合部より末梢で血管茎が配置される範囲の固有指動脈や軟部組織を切除し、血管茎がゆったり収まるスペースを作成し（図9-d）、皮弁三角部で血管茎を被覆するように皮弁を配置する（図8-e）。

欠損に合わせた皮弁の縮小または、小さな皮弁では再建部の機能を損なわない程度で欠損の拡大を行う。皮膚境界線を正確に合わせる。線状瘢痕拘縮による変形の予防に皮弁内で小三角弁を作成する（図13）。

指腹や指尖部を趾以外の二次元的な皮弁で丸みを再現する際には工夫を要する。症例7は皮弁が小さいため皮弁切開による血流低下を懸念して真皮下血管網を温存した楔状皮膚切除と縫縮で指尖部の丸みを再現した（図9-e）。足内側皮弁などの薄い皮弁では指尖部指腹の輪郭を再現するために爪下から爪郭で、十分にひだを作製し、ボリュームを稼ぐ必要がある（図10, 11）。以上のような追加処置（拘縮予防や血管茎被覆の三角弁、脱上皮、ひだ作成など）は大き目の皮弁だからこそ行える。

腫脹により創閉鎖が困難になることが多く、薄めの分層植皮（圧迫はせず、載せておくだけ）を頻用する。その際には二期的皮弁減量術を見据えた植皮配置に留意する。同様に、二期的皮弁縮小術を行う部位も考慮した皮弁配置を行う（図4-d, 6-

c, 9-f, h）。

皮弁挙上直後からプロスタグランディンE_1製剤を7日間静脈投与している。

修正術

計画した修正術および想定外の変形に対する修正を再建術後半年以降に行う。瘢痕によるくびれ変形や拘縮にZ形成術や皮弁内で新たに三角皮弁など作成し、形態改善を図る（図4-e, 6-d, 8-f〜h）。植皮が必要な際も欠損と採皮部の特徴を考慮する（図4-e）。初回再建時の想定より皮弁が大きく、皮弁縮小を行う際は、掌側以外、つまみに関わらない部位で行い、色調の合わない部分を切除する。

Radial artery superficial palmar branch perforator（RASP）flap

Kameiらは母指球を灌流する橈骨動脈浅掌枝の穿通枝の解剖とともにfree thenar flapを報告し、母指球が無毛皮膚を有する遊離皮弁の信頼のおける採取部であること示した[8]。Omokawaらは第1中手骨近位でKameiらのデザインより橈側に皮島をおき、感覚皮弁としたradial thenar flapを報告した[9]。Sakaiらは皮島を手関節部にデザインし正中神経掌枝を含めた皮弁を報告した[10]。Yangらは詳細に皮弁の動脈血流と神経支配、特に正中神経掌枝が安定して皮弁に含められることを示し、皮弁をinnervated radial artery superficial palmar branch flapとして報告した[11]。

1．適応

本皮弁は滑らかな無毛皮膚と薄さが特徴で中程度の大きさの掌側皮膚欠損に最適である[8)11]。典型的な適応は指腹や指掌側皮膚欠損であり、症例によってはflow-through型血管茎として指動脈欠損の再建も可能である。また、皮弁を横方向に配置することで、複数の指腹欠損にも対応できる。経験的に縫縮可能な皮弁幅は成人男性で3.3cmであり、これより大きな皮弁では創閉鎖に植皮や局所皮弁を要し、手関節部の瘢痕拘縮などの

表 1. Radial artery superficial palmar branch perforator（RASP）flap の長所と短所

長　所	短　所
• 無毛皮膚 • 感覚皮弁 • 同一術野（intrinsic donor site） • 血管口径が比較的一定である • 指動脈と口径差が少ない • 皮弁に含める皮静脈が視認できる • 穿通枝を損傷した際に静脈皮弁に変更可能	• 解剖学的変異 • 皮弁の大きさ • 掌側瘢痕 • 指紋が再現できない

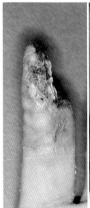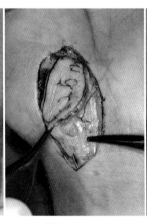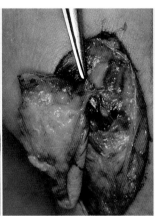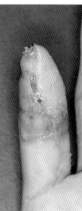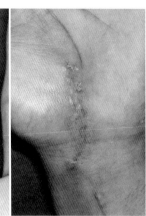

a｜b｜c｜d｜e

図 16. Radial artery superficial palmar branch perforator（RASP）flap
　　　　a：左示指指尖部尺側皮膚爪床欠損
　　　　b：正中神経掌枝
　　　　c：橈骨動脈浅掌枝とその穿通枝
　　　　d，e：術後 4 週目の再建示指と皮弁採取部

機能障害や整容的問題を残すことがある．そのため，本皮弁の長所と短所「限られた皮弁の幅」を皮弁採取部の犠牲の点から慎重に検討する必要がある[8)11)]．

2．長所と短所（表 1）

掌側欠損の機能的被覆では把握動作と最終的な整容性を両立する必要がある．本皮弁により知覚を有し，耐久性に優れた，掌側皮膚欠損によく調和する無毛皮膚を移植することができる[8)11)]．

3．解剖学的留意点

橈骨動脈浅掌枝は舟状骨結節の中枢 1〜2 cm でその橈側から舟状骨結節に向かい，途中 2〜5 本の皮膚穿通枝を出した後，母指球筋に至る．静脈血管茎には皮下に視認できる皮静脈または橈骨動脈浅掌枝伴走静脈を用いる．皮弁幅は母指球で大きめにデザインできるが，遠位手首皮線より中枢では縫合閉鎖が困難なことがあり，その皮弁幅は限

定される[11)]．解剖学的変異として，橈骨動脈浅掌枝穿通枝の欠損（3.6%），非常に口径の大きい（平均 1.8 mm）浅掌枝（10.7%）や正中神経掌枝のバリエーションが報告されている[11)]．

4．手術手技（図 16）

ペン型ドプラを用いて橈骨動脈浅掌枝を同定する．皮島は環指基部（手掌指皮線）橈側と舟状骨結節を結んだ線（浅掌枝の血管走行）に長軸を合わせるが，穿通枝の位置によって適宜，調整する．大抵の場合，このデザインで穿通枝と正中神経掌枝は皮島内に含まれる．

駆血下で手関節部から尺側切開を開始する．可能な限り手掌皮下静脈を皮弁に含め，必要な長さで遊離する．通常，橈骨動脈から分岐した浅掌枝は遠位手首皮線の 2.5 cm 近位で確認できる．穿通枝付近の剝離，特に舟状骨近位では，穿通枝を皮島から切離してしまわないように注意を要す

表 2. Fourth common digital artery perforator（FCDAP）flap の長所と短所

長　所	短　所
• 無毛皮膚（有色素皮膚も含められる）	• 血管茎の解剖学的変異
• 知覚回復	• CTA やペン型ドプラで穿通枝の同定は困難
• 同一術野	• 細い血管茎
• 低侵襲（母指球皮弁と比べ瘢痕が目立たない）	• 手間のかかる血管剝離
• 母指球皮弁より血管茎が長い	• 皮弁の大きさが限定的（幅 2.5 cm 以内）
• Flow through 型血管茎	

る[11]．適切な穿通枝を確認した後に皮島全周を切開する．橈側手根屈筋腱と長掌筋腱間に安定して存在する正中神経掌枝を皮弁に含め感覚皮弁とする[11]．皮弁挙上後に通常通りの固有掌側指動脈と皮静脈との吻合を行う．

5．術後管理

皮弁採取部の治癒が安定するまで前腕副子の装着が有用である．術後 7〜10 日後から早期運動療法を開始する．

Hypothenar perforator flap
―Fourth common digital artery perforator（FCDAP）flap

小指球部の皮膚は柔らかく皮下脂肪が多いため，指の軟部組織欠損の被覆に適した手内皮弁採取部である．小指球では多くの穿通枝が密接した別々の動脈（浅手掌動脈弓，小指尺側掌側固有指動脈，第 4 総掌側指動脈，深掌側動脈弓）から発生しているため hypothenar flap，palmar ulnar perforator flap，fourth common digital artery perforator（FCDAP）flap と様々な皮弁名称となっている[12]〜[14]．これらの穿通枝は様々な方向へ走行するため皮膚灌流域が重複している．その結果，様々な方向に皮島がデザインされ，皮弁採取部の犠牲を減らす取り組みが行われてきた[15][16]．筆者が用いている第 4 総掌側指動脈穿通枝皮弁（FCDAP）を紹介する[17]．

1．適　応

この皮弁の適応は母指球皮弁と同様であるが，本皮弁はより多くの皮下脂肪を有し，手背方向にデザインすることで，無毛皮膚に加え背側皮膚も合併採取できる[17][18]．指腹の小欠損の再建には知覚回復の点から趾腹皮弁が好ましいが，皮弁採取部の犠牲を考慮した患者の希望がある場合や，広範囲指腹欠損には本皮弁を利用している．筆者が利用する穿通枝は小指球筋膜を背側近位方向に貫く穿通枝であり，背側皮膚を皮弁に含めることが可能であるため，皮膚境界領域欠損の被覆に役立つ[15][16][18][19]．また，皮弁採取部は母指球皮弁のそれに比べると目立ちにくいが[17][18]，皮弁幅が 2.5 cm を超えると採取部の閉鎖に植皮や局所皮弁を要する．大きな皮弁が必要な場合には，母指球皮弁と同様に，本皮弁の利点と植皮や局所皮弁を用いた創閉鎖による皮弁採取部の犠牲を慎重に検討する必要がある[20]．

2．長所と短所（表 2）[17][20]

3．解剖学的留意点

Han らは小指球近位は多くの場合で尺骨動脈からの筋皮穿通枝，遠位は小指尺側固有掌側指動脈からの筋膜穿通枝，橈側領域は浅掌動脈弓からの小さな穿通枝により灌流されていると報告している[15]．筆者が紹介する穿通枝は第 4 総掌側指動脈に由来するもので，Han らの報告にはない[17]．穿通枝は近位尺側方向に筋膜直上で第 5 中手骨を横切るように横走するため，皮弁は遠位手掌皮線の 1 cm 近位で皮線に沿った横方向のデザインとする．穿通枝動脈の大きさや位置は様々であるが，常に存在する．第 4 総掌側指神経に穿通枝が巻き付いていることがある．症例によっては細い感覚神経を皮弁に含めることも可能である．静脈血管茎に掌側または背側皮静脈を用いるが，背側皮静脈の方が口径が大きい．縫縮可能な皮弁幅は成人男性で 2.5 cm である[20]．

4．手術手技（図 17）[17]

穿通枝は非常に細いためペン型ドプラ，超音波エコーや CTA では確認できないため，その剝離

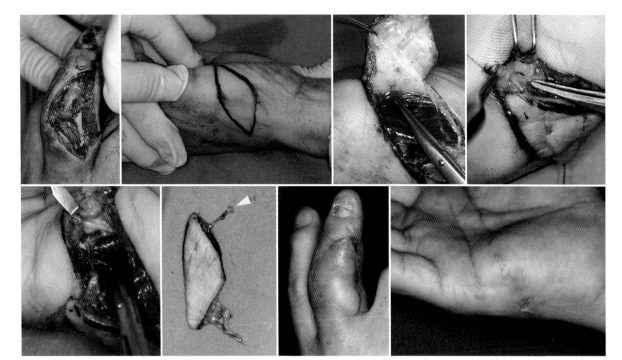

a	b	c	d
e	f	g	h

図 17．Fourth common digital artery perforator（FCDAP）flap

a ：右示指尺側皮膚欠損
b ：背側皮膚を皮弁に含めたデザイン
c ：穿通枝を筋膜下で同定
d ：掌側切開から穿通枝を確認
e ：第 4 総掌側指動脈に向けて穿通枝を剝離
f ：第 4 総掌側指動脈を T-portion（黄色三角）として合併採取した皮弁
g，h ：術後 3 週後の再建示指と皮弁採取部

には細心の注意を要する．穿通枝は遠位手掌皮線のおおよそ 1 cm 近位に存在し，前述のように近位尺側方向に走行するため，皮弁もそれに沿った横方向のデザインとする．欠損に応じて手背皮膚もデザインに含めることができる．

遠位側の切開から筋膜下に至り，穿通枝を探査する．この際に皮静脈を確保しておく．穿通枝を第 4 総手掌指動脈からの分岐部まで剝離する．次いで，近位側の切開を加え，穿通枝を第 4 総掌側指動脈まで露出する．穿通枝は第 4 総手掌指動脈からの分岐部近くで総掌側指神経に巻き付いている場合があり，神経損傷を起こさないよう十分に注意する．また，症例によっては穿通枝が手掌皮膚に至る前に筋肉内を走行するものもある．穿通枝の口径が十分に大きくない場合は第 4 総掌側指動脈を T-portion として合併採取し，皮弁移植後に総掌側指動脈を修復する．

5．術後管理

他の穿通枝皮弁と同様の管理であるが，皮弁が安定するまでは注意を要する．術後 7〜10 日後から早期運動を開始する．

まとめ

無毛皮膚による手指の被覆再建は「調和の取れた自然な」手指の再建を目指して行われる．そのためには，手，指，足，趾の特徴と各々の皮弁の特徴を吟味すること，また，皮弁採取部や血管吻合部の瘢痕や変形にも配慮が必要である．

参考文献

1) 大野義辛ほか：手指掌側皮膚欠損に対する手掌，足底よりの遊離皮弁移植の経験．日手会誌．**19**：520-524，2022.

2) Lohasammakul, S., et al.：Anatomy of medial plantar superficial branch artery perforators：Facilitation of medial plantar superficial branch artery perforator(MPAP)flap harvesting and design for finger pulp reconstruction. Microsurgery. **38**：536-543, 2018.
   Summary　内側足底動脈浅枝の足底腱膜から表層の詳細な解剖.

3) 今泉　督：【有茎穿通枝皮弁による四肢の再建】内側足底部の穿通枝皮弁(Perforator flaps of the medial plantar area). PEPARS. **95**：49-60, 2014.
   Summary　内側足底部の血管解剖のまとめ.

4) Masquelet, A. C., Romana, M. C.：The medialis pedis flap：a new fasciocutaneous flap. Plast Reconstr Surg. **85**：765-772, 1990.
   Summary　足内側皮弁の挙上法.

5) Lee, D. C., et al.：Partial second toe pulp free flap for fingertip reconstruction. Plast Reconstr Surg. **121**：899-907, 2008.
   Summary　部分第二趾皮弁の挙上法.

6) Imaizumi, A., Kadota, H.：Perforator branch flaps. J Plast Reconstr Aesthet Surg. **73**：1255-1262, 2020.
   Summary　超音波カラードプラを用いた脂肪組織内の穿通枝の分枝の同定と薄層化.

7) Ishikura, N., et al.：The use of a free medialis pedis flap for resurfacing skin defects of the hand and digits：results in five cases. Plast Reconstr Surg. **95**：100-107, 1995.
   Summary　足内側皮弁の挙上法.

8) Kamei, K., et al.：A new free thenar flap. Plast Reconstr Surg. **92**：1380-1384, 1993.

9) Omokawa, S., et al.：Vascular and neural anatomy of the thenar area of the hand：its surgical applications. Plast Reconstr Surg. **99**：116-121, 1997.

10) Sakai, S.：Free flap from the flexor aspect of the wrist for resurfacing defects of the hand and fingers. Plast Reconstr Surg. **111**：1412-1420, discussion 1421-1412, 2003.

11) Yang, J. W., et al.：The radial artery superficial palmar branch flap：a modified free thenar flap with constant innervation. J Reconstr Microsurg. **26**：529-538, 2010.
    Summary　RASP flap の詳細な血管神経解剖と皮弁挙上法.

12) Omokawa, S., et al.：Anatomical basis for a fasciocutaneous flap from the hypothenar eminence of the hand. Br J Plast Surg. **49**：559-563, 1996.

13) Gu, Y. D.：Hypothenar flap. Hand Surg. **2**：149-153, 1997.

14) Omokawa, S., et al.：A reverse ulnar hypothenar flap for finger reconstruction. Plast Reconstr Surg. **106**：828-833, 2000.

15) Han, H. H., et al.：A perforator from the ulnar artery and cutaneous nerve of the hypothenar area：An anatomical study for clinical application. Microsurgery. **37**：49-56, 2017.

16) Pak, C. S., et al.：Palmar ulnar artery perforator free flap for fingertip reconstruction：anatomical and clinical study. Biomed Res Int. **2018**：2862879, 2018.

17) Safa, B., et al.：Reconstruction of digit soft tissue defects with the fourth common digital artery perforator flap. J Hand Surg Am. **47**：1115.e1111-1115.e1117, 2022.
    Summary　FCDAP flap の挙上法.

18) Yamamoto, T., et al.：Expanding indication of free hypothenar flap transfer：Sequential pedicled ulnar palm flap transfer to a relatively large hypothenar flap donor site. J Plast Reconstr Aesthet Surg. **75**：332-339, 2022.

19) Kim, K. S., et al.：Fingertip reconstruction using the hypothenar perforator free flap. J Plast Reconstr Aesthet Surg. **66**：1263-1270, 2013.

20) Lee, D. C.：Comparative study of donor morbidity of thenar versus hypothenar free flap. Arch Plast Surg. 2023.

好評

臨床実習で役立つ

形成外科診療・救急外来処置ビギナーズマニュアル

―日医大形成外科ではこう学ぶ！―

編集 小川 令 日本医科大学形成外科主任教授

2021年4月発行 B5判 オールカラー 定価7,150円(本体価格6,500円＋税) 306頁

臨床の現場で活きる診察法から基本的な処置法・手術法を日医大形成外科の研修法で網羅した入門書。各疾患の押さえておくべきポイント・注意事項が箇条書き記述でサッと確認でき、外科系医師にも必ず役立つ一書です。

約120問の確認問題で医学生の国家試験対策にもオススメ!

目次

内容紹介動画もぜひご覧ください！

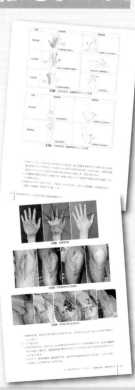

全日本病院出版会
〒113-0033 東京都文京区本郷3-16-4
www.zenniti.com
Tel:03-5689-5989
Fax:03-5689-8030

PEPARS No.208：28-35, 2024

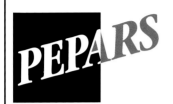

◆特集／得意を伸ばす手外科

手指骨折を伸ばす
―複雑・高難度(難治性)骨折への対応―

市原　理司*

Key Words：手指多重骨折(multiple hand and finger fracture)，鋼線締結型創外固定(locked wire type external fixator)，Ichi-Fixator System，low profile な固定(low-profile fixation)

Abstract 手指骨折のうち複雑・高難度(難治性)骨折の治療は常に術者の頭を悩ます．鋼線固定だけでは固定性に不安があり外固定を併用してしまうため早期の可動域訓練が難しい．また，プレート固定ではプレートと腱との癒着などのリスクがあり，特に指節骨レベルでは選択は慎重にすべきである．これらの課題を克服するために，筆者らは 2017 年に鋼線締結型創外固定 Ichi-Fixator System(以下，IFS)を開発し手指骨折の治療を中心に臨床で使用している．本稿では難治性骨折のうち 2 か所以上に手指骨折を生じる多重骨折に対し IFS を用いた治療法を紹介する．IFS を用いることで手指という非常に限られた小さな空間の中で，隣接指と干渉せずに，鋼線固定単独よりも強固に固定が可能であること，またプレート・スクリュー固定と比べて侵襲が少なく関節拘縮のリスクを軽減することにより，早期 ROM 訓練が可能となり良好な術後成績が得られることを示す．

はじめに

"難治性"とは通常の手順や術式では治療できない疾患を指し，これを様々な技術を駆使して確実に治療することができるものこそがエキスパートと呼ばれる．筆者は決してエキスパートではないが，様々な技術を駆使することによりエキスパートに近いレベルまでは到達できることをお示ししたい．

本稿では，いくつかの難治性手指骨折症例の提示を行い，各症例に対してどうアプローチすれば，良好な機能予後が得られるかをお示ししたい．

(なお，手指骨折の基本手技に関しては「苦手を克服する手外科」PEPARS．**169**：48-61, 2021．に神田俊浩先生が詳述されているので御参照されたい[1]．)

手指多重骨折を伸ばす

手指多重骨折とは 1 度の外傷で 2 か所以上の手指に骨折が及ぶ病態であり，治療法を誤ると術後に機能障害を起こしやすい難治性骨折なので注意が必要である[2]．一般的には簡便性を重視した鋼線固定を主体とした治療が行われているが，鋼線単独では骨折部の固定力に不安が残るため早期の ROM が困難である．一方で，プレートやスクリューによる治療では皮切が数か所に及ぶほか，伸筋腱下にプレートが置かれることで侵襲が大きくなり，周囲の軟部組織との癒着による可動域制限の原因となる[3]．これらの問題を解決するために開発された鋼線締結型創外固定 Ichi-Fixator System(以下，IFS：ネオメデイカル社製)を用いることで手指多重骨折の治療成績が向上することを紹介する．

* Satoshi ICHIHARA，〒279-0021　浦安市富岡2-1-1　順天堂大学医学部附属浦安病院整形外科，准教授/同病院外傷再建センター，センター長

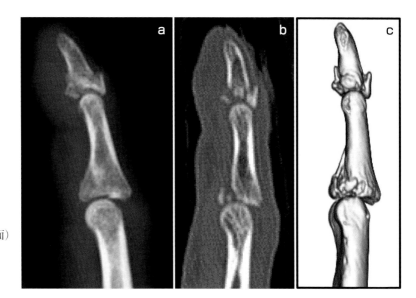

図 1.
症例 1
　a：術前 X 線（側面）
　b：CT（側面）
　c：3D-CT（側面）

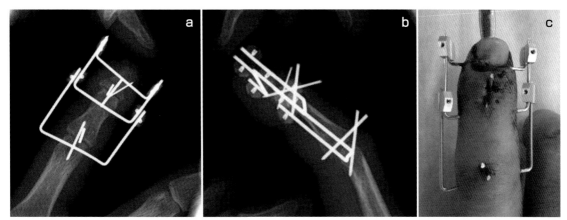

図 2．症例 1：術後 X 線（a：正面，b：側面），c：外観写真

1．手指指節骨の多重骨折（DIP＋PIP 関節内粉砕骨折）

　野球やバスケットボールなどの球技でボールを受け損なった際に受傷することが多い．本症例は硬式野球の試合中に捕球を誤って受傷した．

症例 1　39 歳，男性．社会人野球の投手（図 1）

　診　断：右示指 DIP 関節内粉砕骨折・PIP 関節内粉砕脱臼骨折

　手術法が悩ましい症例であるが，以下のような戦略を推奨する（図 2）．

- DIP・PIP ともに粉砕し PIP は背側に亜脱臼しているため ligament-taxis による整復を期待するために牽引を行う
- 粉砕が高度なのでスクリュー・プレートでなく鋼線で相対的な固定を選択

- 長期の安静は拘縮が必発なので可能な限り早期に ROM 訓練を開始する

　手術の要旨（図 3）：

＜PIP 関節内脱臼粉砕骨折＞

- 背側から脱臼を制動するための extension block 1.1 mm 挿入（図 3-a）
- 掌側より Hintringer 法で陥没骨片を整復しつつ 1.1 mm 鋼線で関節面に平行に固定（図 3-b）
- 基節骨頭中心に 1.2 mm fixator ピンを貫通ピンとして挿入（図 3-c）
- 中節骨頚部に 1.2 mm fixator ピンを貫通ピンとして挿入（図 3-d）
- 2 本の貫通ピンで PIP 関節面を牽引し創外固定とした

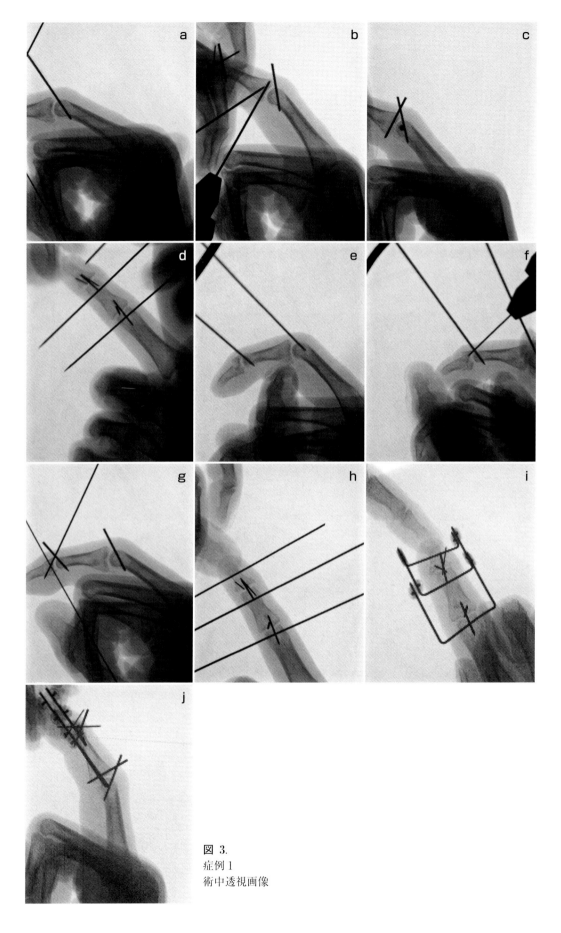

図 3.
症例 1
術中透視画像

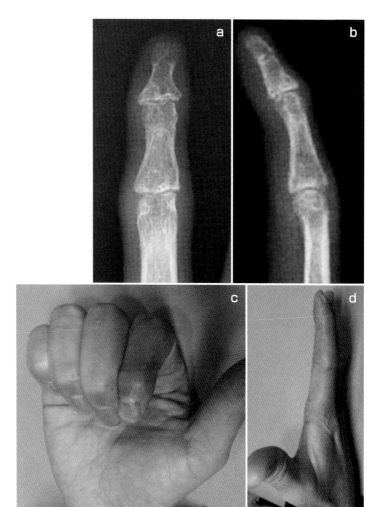

図 4.
症例 1
最終評価時での X 線(a：正面,
b：側面)と外観写真(c：正面,
d：側面)

＜DIP 関節内粉砕骨折＞
- DIP 関節背側骨片を制動するための extension block 1.1 mm 挿入(図 3-e)
- 0.9 mm 鋼線で背側骨片を joystick 法で整復し,掌側から 0.7 mm 鋼線で整復しながら関節面に平行に挿入した(図 3-f, g)
- 末節骨側正中に 1.1 mm fixator ピンを貫通ピンとして挿入(図 3-h)
- DIP 関節を牽引しながら中節骨頚部の 1.2 mm fixator ピンと締結し創外固定とした(図 3-i, j)

術後の後療法：

　本症例のような難治性骨折は後療法を誤ると拘縮などを起こすため,早期 ROM が可能となるように明確な指針を持って行うことが重要である.本症例のスケジュールを詳述する.
- 術直後より自動可動域訓練を開始

- 術後 2〜3 週で PIP 関節の blocker pin を抜去し PIP の自動・他動可動域訓練開始
- 術後 4〜6 週で骨片を固定している鋼線以外の創外固定を抜去
- 術後 8 週以降で骨片固定鋼線を抜去
- 術後 12 週以降でスポーツ復帰とする

最終評価時での臨床成績：

　QDASH：0.00,VAS：0,握力：38 kg(健側 46 kg),TAM：212(MP 80,PIP 92,DIP 40)

本症例に対する IFS の利点：

　隣接する DIP・PIP 両関節の粉砕脱臼骨折であり,どちらの関節も牽引による整復が必要である.また早期に ROM 訓練を行う必要があり,IFS が low profile であることから,近接する 2 関節を別々に牽引しつつ ROM の邪魔にならないように創外固定が行えたことが利点と考える[4].

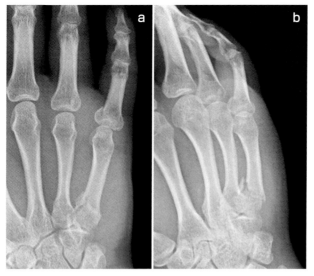

図 5. 症例 2：術前 X 線（a：正面，b：斜位）

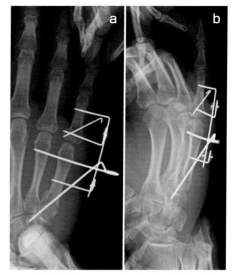

図 6. 症例 2：術後 X 線（a：正面，b：側面）

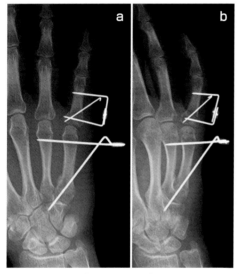

図 7. 症例 2：術後 3 週の X 線（a：正面，b：側面）

2. 手指指節骨・中手骨の多重骨折（基節骨基部・5 中手骨基部骨折）

症例 2 転倒受傷した 40 歳，男性（図 5）

診　断：右小指 MP 関節内粉砕骨折・5 CM 関節内粉砕骨折

私の戦略を示す（図 6）.

- MP・CM 関節ともに粉砕し短縮しているので ligament-taxis による整復および骨長維持のために牽引が必要
- 粉砕が高度なのでスクリュー・プレートでなく鋼線で相対的な固定を選択
- 長期の安静は拘縮が必発なので可能な限り早期

にROM 訓練を開始する

手術の要旨：

＜右小指 MP 関節内粉砕骨折＞

- 1.2 mm fixator ピンで基節骨関節面を整復固定
- 1.2 mm fixator ピンを基節骨骨幹部へ上の MP 関節に平行になるように挿入
- 上記 2 本のピンを ligament-taxis で牽引整復した状態で締結し創外固定とした
- 追加補強のために 1.25 mm 鋼線で基節骨基部骨折を固定するように挿入

＜5 CM 関節内粉砕骨折＞

- 1.5 mm fixator ピンで中手骨基部骨折部を整復固定
- 1.5 mm fixator ピンを中手骨頚部へ基節骨の創外固定ピンに平行になるように挿入
- 上記 2 本のピンを ligament-taxis で牽引整復した状態で締結し創外固定とした
- 追加補強のために 1.25 mm 鋼線で中手骨骨幹部に MP 関節に平行になるように挿入

術後の後療法：

本症例は指の縦軸方向に 2 か所骨折している多重骨折である. 小指は他指と比較し腱の強度が弱いために拘縮をきたしやすく早期 ROM 訓練が不可欠である.

- 術直後より DIP・PIP の自動可動域訓練を開始
- 術後 2〜3 週で 1.2 mm fixator ピンを切離し MP 関節の自動・他動可動域訓練を開始（図 7）

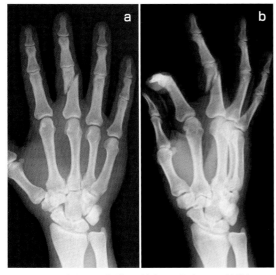

図 8. 症例 3：術前 X 線（a：正面，b：斜位）

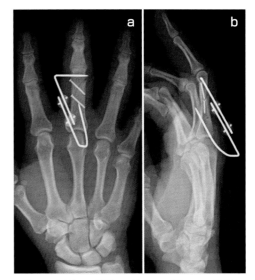

図 9. 症例 3：術後 X 線（a：正面，b：側面）

- 術後 4～6 週で骨片を固定している鋼線以外の創外固定を抜去
- 術後 8 週以降で骨片固定鋼線を抜去
- 術後 12 週以降で通常業務へ復帰とする

最終評価時での臨床成績：

QDASH：0.00，VAS：0，握力：55 kg（健側 52 kg），TAM：270（MP 90，PIP 100，DIP 80）

スクリュー固定が必要となる手指骨折
（基節骨斜骨折）

手指骨折の多くは IFS で治療可能であるが，スクリュー固定を優先して選択する症例もあるので紹介する．

症例 3　36 歳，男性でバイク走行中に転倒し受傷（図 8）

診　断：右中指基節骨骨幹部長斜骨折

手術の要旨：

- 徒手整復で整復はされるが容易に転位するために観血的整復を選択
- 基節骨背側を弧状切開し伸筋腱を正中で切開し骨折部を同定
- 骨把持鉗子で整復し透視で整復位を確認，over-lap finger がないことを確認
- 手用スクリュー 1.7 mm 2 本で固定を行った
- 患者はバイクレーサーであり早期復帰を希望したため固定を補強するために IFS 1.5 mm fix-ator ピン 2 本での創外固定を行った（図 9）

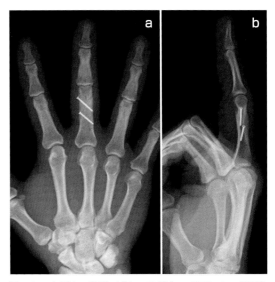

図 10. 症例 3：術後 4 週の X 線（a：正面，b：側面）

術後の後療法：

本骨折自体は単純な斜骨折であるが，患者の活動レベル（バイクレーサー）が高いために機能障害を残さないために早期 ROM が不可欠である．

- 術直後より制限なしの自動可動域訓練を開始
- 術後 4 週で創外固定を抜去し自動・他動可動域訓練を開始（図 10）
- 術後 6 週で競技復帰となる

最終評価時での臨床成績：

QDASH：2.27，VAS：0，TAM：270（MP 90，PIP 100, DIP 80）

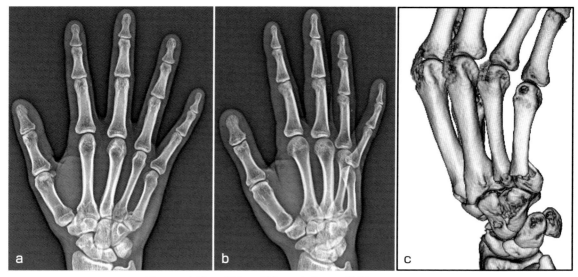

図 11. 症例 4：術前 X 線（a：正面，b：斜位），c：3D-CT

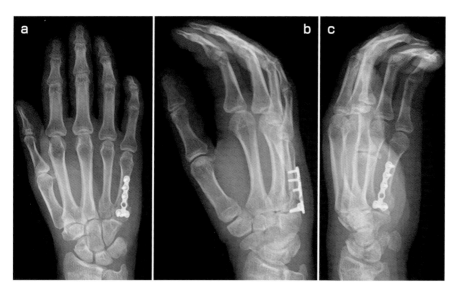

図 12.
症例 4
術後 X 線
a：正面
b：側面
c：斜位

プレート固定が必要となることもある手指骨折（中手骨基部横骨折）

術者の好みにもよるので一概には言えないが，手指骨折においてプレートの有意性は少ないと筆者は考えている．提示する症例は第 5 中手骨基部横骨折であり近位骨片が小さいため鋼線固定を併用した IFS でも治療可能ではあるが，骨折部の安定性を担保することと，患者が皮膚の外に鋼線が出ていることを望まなかったためにプレートを選択した．

症例 4　28 歳，男性で転倒し受傷（図 11）

診　断：右第 5 中手骨基部粉砕骨折

手術の要旨：

- 5 中手骨骨軸方向に CM 関節中心に 3 cm の縦切開し伸筋腱を正中切開し骨折部を確認
- 徒手整復可能だが容易に背側凸に骨折部が転位するため小指を牽引し骨折部背側から母指で押し込むように整復しながら 1.25 mm 鋼線で仮固定し透視で整復位置を確認
- 手用の Y 字プレート 4 穴で背側から内固定
- 鋼線抜釘後も整復位を保持できることを確認し鋼線を抜去した（図 12）

術後の後療法：

　本骨折自体は単純な横骨折であり，整復固定も容易であったが後療法に注意すべき点がある．今回のプレート固定は AO の提唱する骨折部をはさんでスクリューが近位・遠位に 3 本ずつ挿入されているという原則から外れることと，CM 関節の中では可動域が大きい 5CM 関節近傍であることから内固定後の再転位に注意が必要である．その一方で，小指は他指と比較し腱が細く可動の際のトルクが弱いために拘縮をきたしやすく早期 ROM 訓練が不可欠である．

- 術直後より DIP・PIP・MP 関節に関しては制限なしの自動可動域訓練を開始するが，手関節掌屈時に骨折部を背側転位方向に働く応力を減じるため手関節伸展 30°（自然位）での外固定を 3 週間行う
- 術後 3 週以降で手関節の外固定を外しすべての関節の自動・他動可動域訓練を開始
- 術後 6 週以降で ROM が健側と同等になれば軽作業を許可する
- 術後 8 週以降で通常業務を許可する

最後に

　手指骨折の手術法は多彩であり，荷重関節である下肢骨折と比較し必ずしも強固な固定が最優先とはならないと考えている[5]．IFS を含む鋼線固定を得意とする筆者を含めた手外科医にとっては，どのように鋼線を駆使して骨折を整復し固定するかは，1 つの楽しみ（趣味）と言っても過言ではなく，術者により固定法の選択は様々である．その一方で鋼線を表層に露出することを好まずスクリュー・プレートでの固定を好む手外科医が数多くいることも事実であり，これを否定する理由も見当たらない．では何を根拠に治療法を決定すればよいのかに関して私見を述べるならば，患者が自分の家族であるならばどの治療法（術式）を選択するかを常に念頭に置きながら「最善の一手」を準備して目の前の患者の治療にあたることが重要である[6]．

参考文献

1) 神田俊浩：【苦手を克服する手外科】手指の骨折手術を克服する．PEPARS．**169**：48-61，2021.
2) 市原理司ほか：手指・手部多重骨折に対する Ichi-Fixator System の使用経験．日手会誌．**37**：1-5，2021.
　　Summary　これまで明確にされていなかった手指多重骨折の治療法を詳細に解説した論文．
3) Ng, Z., et al.：Patterns of complex carpal injuries in the hand from fireworks. J Hand Microsurg. **10**：93-100, 2018.
4) Ichihara, S., et al.：New Locked-Wire-Type External Fixator(the Ichi-Fixator)for Fourth and Fifth Carpometacarpal Joint Dislocation. Case Rep Orthop. **13**：1-5, 2018.
　　Summary　鋼線締結型創外固定 Ichi-Fixator System が早期 ROM 訓練可能であることを述べた論文．
5) 佐野善智ほか：当院における鋼線締結型創外固定器(Ichi-Fixator System)の使用経験．日手会誌．**37**：910-913，2021.
　　Summary　鋼線締結型創外固定 Ichi-Fixator System を手指骨折治療に選択する際の固定強度の位置づけを述べた論文．
6) 市原理司ほか：フジバカマ【ためらい】．漫画テノゲカ 2 巻．新井隆広(漫画)，詩石灯(原作)，市原理司(監修)．53-68，小学館，2023.
　　Summary　鋼線締結型創外固定 Ichi-Fixator System が音楽家の骨折後リハビリに重要であり，有効であったことを描写した漫画．

PEPARS No.208：36-47，2024

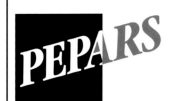

◆特集／得意を伸ばす手外科

重度手部外傷を伸ばす
―ここまでできる機能再建―

久能　隼人*

Key Words：重度手部外傷（mangled upper extremity），機能再建（functional reconstruction），fix and flap，治療戦略（treatment strategy），デブリードマン（debridement）

Abstract　重度手部外傷の損傷形態は多岐にわたり治療は容易ではなく，損傷形態に応じて治療目標を決定することが重要である．目標は必ずしも健常手とは限らず，後述する acceptable hand にならざるを得ない場合もある．治療に携わる外科医は初期治療としてのデブリードマンの時点から再建計画を頭の中に描き，極力最小の回数で，かつ可及的早期に軟部組織と機能の再建を行うことが望ましい．デブリードマン技術，骨折治療（内固定法，骨欠損のマネージメント），腱再建（縫合，移植，移行），神経縫合，神経移植，血管吻合および静脈移植を含めたマイクロサージェリー技術，有茎や遊離皮弁による軟部組織再建は本外傷を治療する上で必須の技術であり習熟する必要がある．

はじめに

重度手部外傷は昨今減少傾向にあるものの労働災害や農業事故，交通外傷などが原因で発生し，その損傷形態は切断，圧挫滅，デグロービング，熱圧挫傷など非常に多岐にわたる．また手指機能を司る腱や血管神経が多数走行している解剖の特殊性は損傷の重症度に大きく影響し，腱の癒着や関節拘縮，皮膚瘢痕拘縮は手指の機能予後に大きな影響を及ぼす．また露出部であるため審美的観点からの整容的再建も重要であることは言うまでもない．

最善の結果を達成するためには，マイクロサージェリー技術のみならず骨折治療および神経，腱再建における知識と技術は欠かせない．これらを活用し治療計画を立て，その手順を確実に遂行していくことが良好な機能回復と患者の社会復帰と

いう最終的な目標への近道となる．

本稿では重度手部外傷の診断，初期治療から実例を交えた再建計画とその治療戦略について述べる．

重度手部外傷の定義

重度手部外傷は非常に幅広い概念であり明確な定義は存在しない．英語では complex traumatic hand injury, mangling hand, mutilating hand などと表現される．"Mangled" は細切れにする（cut to pieces）という意味のフランス語を，また mutilating は切り落とす（to cut or lop off）という意味のラテン語を語源とする[1]．いずれも組織欠損と機能喪失を伴う損傷を意味する用語であろう．また骨，皮膚軟部組織，神経，血管のうち少なくとも 3 つ以上の組織損傷を伴う外傷と定義する報告もある[2]．これらに共通して言えることは受傷により患者に重大な障害と機能喪失をもたらす外傷であり，結果的に初回手術，再建手術を含め少なくとも 2 回以上の手術を要するであろう外傷とも定義されている．

* Hayato KUNO，〒296-8602　鴨川市東町 929　亀田総合病院整形外科，部長代理/手の外科・マイクロサージェリーセンター，センター長

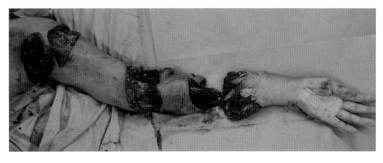

図 1.
67 歳，女性
ベルトコンベアに巻き込まれ左腋窩不全切断（鎖骨骨折，腋窩動脈損傷，腕神経叢損傷合併）/前腕完全切断にて緊急手術，出血性ショック合併

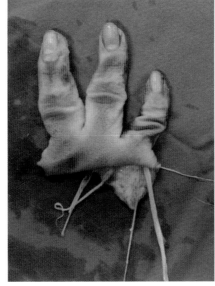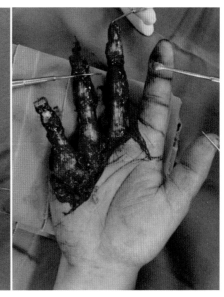

図 2.
38 歳，男性
ベルトコンベアに巻き込まれて右手完全デグロービング損傷

また，Del Piñal[3]は重度手部外傷の治療目標として健常手が目指せないような場合において，正常に近い指長と PIP 関節機能を持つ 3 本の手指かつ良好な手指知覚と母指機能を獲得できたものを"acceptable hand"と定義し，これが達成できない重症例を mutilating hand と定義している．

重度手部外傷の診断と評価

正確な診断と損傷評価に基づく治療計画は最も重要であり，診察，初回手術（デブリードマン，骨折部仮固定など）から再建までを一貫して担当できる医師が治療に携わるのが望ましい．

ほとんどの場合，救急外来で診察，損傷状態を評価する形となるが，多発外傷を除き上肢単独損傷で生命を脅かす状況はそれほど多くないが腋窩レベルや，上腕/前腕近位レベルでの大切断症例（図1）においては致死的な出血性ショックに至る

こともあり注意を要する．手部外傷における救急での初療に関しては鳥谷部[4]の詳述が参考になるので参照されたい．

一通りの問診を聴取後に評価すべきポイントは，① 受傷機転と損傷形態，② 血行の有無，③ 知覚，運動の有無（神経評価），④ 汚染度，⑤ 画像診断（単純 X 線写真，単純/造影 CT）である．

① 受傷機転と損傷形態の評価

これらは密接に関連し各々の特徴を持つ．以下に代表的な受傷機転の特徴につき述べる．

a）ベルトコンベア外傷

重症度が高くなりやすく図1に示したような腋窩からの不全引き抜きを伴うような大切断や 2 重切断症例も珍しくない．また手部レベルであれば手袋ごと巻き込まれ完全デグロービング損傷（図2）となることもある．筋体や腱も強い引き抜き力を受けるため筋体の強い挫滅や筋腱移行部からの

引き抜き断裂を伴うことが多い．特殊な作業環境でない限り汚染度はそれほど高くないことが多いが切断例/阻血例となっていることが多く迅速な血行再建を要する．再血行化の遅れは広範な筋体の壊死を生じ感染は必発となる．

b）機械による圧挫滅

ゴミ収集車（パッカー車）による巻き込まれなどで経験する．非常に強力な圧挫のため，深達度は深く粉砕や脱臼を伴う骨折を合併する．強い軟部組織損傷を伴うことが多いが，手掌部では一見縫合可能なように見えることもある．しかしこれは外力で深部組織が弾け破裂（burst）したような損傷であり多発中手骨骨折やCM関節脱臼などを伴うことが多く，神経血管損傷もしばしば認められる．ゆえに一見健常に見えても皮膚軟部組織の遅発性壊死を生じて拘縮の原因となり得るため，再建を意識した積極的なデブリードマンが重要となる．

c）熱圧挫傷

金属加工を行う加熱した鉄板による圧挫などで経験する．熱と圧力の相互作用により深達度は深く，損傷した組織の活性（viability）は不可逆的で壊死が拡大しやすく周囲皮膚に熱傷も伴う．損傷領域は肉眼的所見よりも広いと推定し徹底したデブリードマンを行うことが重要である．一般的に皮弁再建を要することが多いが，筋体，腱，神経がデブリードマンにより欠損した場合は腱移行などによる手指機能再建も必要となる．

d）交通外傷

乗用車による轢過などで生じる．あらゆる力が複合して作用する高エネルギー損傷でありいかなる損傷形態もとり得る．また土壌などによる汚染と軟部組織損傷の重症度も相まり感染リスクは高いため，重症例では複数回のデブリードマンが必要になることがある．損傷範囲は広く治療計画の際に他部位の損傷も考慮に入れる必要がある．

②血行の評価

手指の色調，capillary refill time（CRT），指腹部の張りなどで総合的に判断する．阻血指では手指色調が良好であっても真皮下血管網のみで血流が保たれるが故に指腹部の張りが乏しいことがあり，注意を要する．手関節より近位での阻血症例においてはSpO₂モニターを用いての観察も有効であり，Kwasnicki[5]らはSpO₂値のみならずその波形（血流低下では低波形となる）も有用と報告している．主要血管損傷による阻血肢は何よりも再血行化までの時間が重要であり，これが確認された時点で即時に手術室搬入への調整，temporary intra-vascular shunt（TIVS）についての検討を行うべきである．

③神経の評価（知覚と運動）

漫然と知覚を確かめるのではなく皮膚軟部組織の損傷部位から損傷神経を予測し診察を行うことが重要である．有連続性牽引損傷でも知覚脱失は生じ得るため神経断裂の有無は最終的に術中所見で判断すべきである．

重度外傷では神経断裂部の挫滅損傷により必ずしも端々縫合ができるとは限らない．手掌中央より遠位，総指神経以遠の損傷では欠損長により人工神経の使用も可能であるが，それらより近位部では人工神経は使用困難であるため，常に神経移植の心構えをしておく必要がある．

④汚染度の評価

開放創は基本的に汚染されていると考えるべきである．開放骨折の程度は感染率に影響しGustilo grade 3は1，2と比較して有意に感染率が高いとされている[6]．また開放骨折に伴う感染の原因菌は複数であることが多く，そのリスク因子としてGustilo grade 3の他，農耕作業中の受傷，輸血必要例，複数回デブリードマンを要した例が挙げられている[7]．

上記を念頭に肉眼的な汚染や損傷で活性のない組織は初回手術にて徹底して除去すべきであり，良好なデブリードマンにより早期に二期的手術へと向かうことが可能となる．

一方で深刻な土壌汚染や海水汚染，化学薬品などによる肉眼で把握しにくい汚染により感染リスクが高い状況においては，連日デブリードマンを

表 1. 治療戦略のパターン（初回手術から再建手術）

	初回手術内容	二期的再建手術内容
①	PDF＋VR＋NR＋TR＋STR	
②	PDF＋VR＋NR＋TR＋WC	STR
③	PDF＋VR＋NR(or TR)＋WC	TR(or NR)＋STR
④	PDF＋VR＋WC	NR＋TR＋STR
⑤	PF/EF＋VR＋NR＋TR＋STR	SDF
⑥	PF/EF＋VR＋NR＋TR＋WC	SDF＋STR
⑦	PF/EF＋VR＋NR＋WC	SDF＋TR＋STR
⑧	PF/EF＋VR＋WC	SDF＋NR＋TR＋STR
⑨	PF/EF＋VR＋(NR and/or TR)＋STR	SDF＋NR and/or TR

*損傷により VR/NR/TR を必ずしもすべて伴うわけではないことに注意

＜略　語＞
- 骨折一期的内固定（primary definitive fixation；PDF，関節固定を含む）
- 骨折部仮固定（preliminary fixation；PF）
- 創外固定（external fixation；EF）
- 骨折二期的内固定（secondary definitive fixation；SDF）
- 血管修復（vascular repair；VR，吻合/静脈移植を含む）
- 神経再建（nerve reconstruction；NR，縫合/移植/人工神経を含む）
- 腱再建（tendon reconstruction；TR，腱縫合/移植/移行を含む）
- 軟部組織再建（soft tissue reconstruction；STR，有茎/遠隔/遊離皮弁を含む）
- 創閉鎖（wound closure；WC，縫合閉鎖/持続陰圧療法（NPWT）/wet dressing/植皮を含む）

繰り返すとともに組織状態を評価し早期に二期的手術への道筋を作る必要がある.

⑤ **画像評価（単純 X 線写真，単純/造影 CT）**

骨折の評価において単純 X 線写真は必須である. 損傷部と焦点が異なる X 線写真や，単純 CT のみでの評価は望ましくない. 骨折部の安定化は創部の安定化に必須であり，骨のアライメント，粉砕骨折および骨欠損の有無，脱臼の有無に注意し創外固定を含む固定法や骨移植，一期的関節固定の要否などについて検討すべきである. 手関節レベルの外傷において CM 関節および手根骨の骨折，脱臼は見落としやすいため単純 CT による評価が有用である. 造影 CT は特に手関節より近位の主要血管損傷を伴う症例に必須である.

重度手部外傷の治療計画

深部組織（骨，神経，血管，筋肉，腱）損傷の最終的な評価は上述のポイントを念頭に置いて予測し，対応を準備するとともに初回手術時にデブリードマンを行いながら最終評価を行う.

汚染度や組織の挫滅の状況により適宜デブリードマン（セカンドルック・サードルック）は追加するが，最低限の回数で必要以上の手術を繰り返さないことが重要であり，可及的速やかに二期的手術へ移行することが望ましい. 骨・軟部組織の損傷状況，汚染の程度から，主な治療戦略としては以下の組み合わせが考えられる.

上記パターンのうち ① は primary fix and flap，②～④ は fix followed by flap，⑤，⑨ は flap followed by fix，⑥～⑧ は secondary fix and flap となる[8]. ①⑤⑨ を除き，6 パターンにおいて初回手術ののち，場合によりセカンドルック・サードルック手術を経て軟部組織再建を含めた再建手術に至る形となる. この 6 パターンは初回手術時

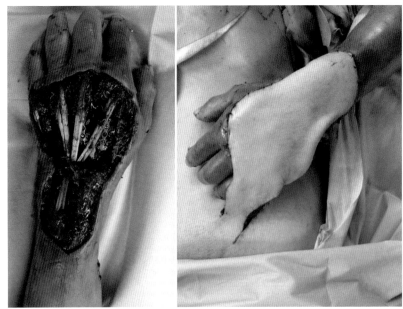

a｜b

図 3. 79歳，男性　パッカー車に挟まれ受傷
a：左手圧挫減/中手骨多発開放骨折にて骨折部内固定
b：左有茎鼠径皮弁にて被覆

の医療資源や術者の技量，損傷の程度，創部汚染
度に大きく左右される．① は上記の条件が満たさ
れ良好なデブリードマンが為されれば達成可能と
なる．

　一方 ⑤ は骨欠損量が多く骨移植や Masquelet
法が適応になる場合や，⑨ は骨欠損に加えて神経
や筋肉の欠損量が大きな場合で，かついずれも軟
部組織被覆を前腕からの有茎皮弁や有茎鼠径皮弁
などの遠隔皮弁で行った場合に生じることが多い．

　適切な軟部組織再建の時期に関しては，
Godina[9]が示した受傷後72時間以内の軟部組織再
建の高い皮弁温存率（99%）および低感染率
（1.5%）の優れた結果をマイルストーンとして早
期再建の有用性が叫ばれて久しいが，未だ議論の
余地がある．

　上肢外傷における遊離皮弁再建時期を emer-
gent（<24 hours），early（<5 days），primary（6
to 21 days），or delayed（>21 days）と定義し皮弁
壊死率，感染率，偽関節率に差がなかったという
systematic review[10]がある一方で，Gupta[11]らは

皮弁壊死率や感染率の優位性の点で早期再建の有
用性を報告している．基本的には受傷後約 1 週間
以内，遅くとも 2 週間以内に再建手術を行うとい
うのが 1 つのコンセンサスになってきていると思
われる[12]．

　重度下肢外傷と比して上肢外傷は大切断症例を
除き複数回のデブリードマンが必要となることは
少ないため，筆者自身は極力初回手術から 1 週間
以内の再建を心がけている．また手部に関しては
前腕からの有茎皮弁の有用性は高く，パターン ①
の primary fix and flap や ⑤ の flap followed by
fix を選択するケースも多い．以前は軟部組織欠
損の範囲が多い症例において，パターン ① を目
的として有茎鼠径皮弁による被覆（図3）も行って
いたが，特に高齢者では手指拘縮を生じやすく現
在は極力遊離皮弁による二期的再建を行っている．

　治療戦略パターンに関しては実際の症例を示し
ながら後述する．

重度手部外傷の初回手術
―デブリードマンから血管修復，神経再建，腱再建および骨折部の固定と軟部組織被覆の判断―

初回手術において最も重要かつ最も難しくその後の治療成績を左右するものはデブリードマンと言っても過言ではない．その目的は損傷し viability が低い，もしくは活性がない（devitalized）組織を切除し，壊死・感染の原因となる組織を除去することである．

デブリードマンは表層（皮膚軟部組織）から深部（筋肉，骨）に向けて行い，再建はそれとは逆に深部から表層にかけて行う[13]．出血性ショックなどを伴っていない限り，ターニケットを使用せず出血の有無やその色調（鮮血色もしくは鬱血色）を確認しながら viability を判断する．

筋体はとりわけ虚血に弱く壊死を生じ感染の原因となりやすいため，4C（colour：色調，circulartion：出血の有無，contraction：刺激に対する収縮の程度，consistency：筋体の粘度）などを参考に不良な部分は徹底的に切除する．前腕以遠の筋体欠損により機能的損失が生じたとしても，腱移行，神経移行，関節固定，遊離機能筋肉移植などで機能再建は可能であるため切除を躊躇すべきではない．

腱は断裂部付近の肉眼的に挫滅が認められる部分は切除し，欠損部位が 1 cm を超えるような場合には腱移植や腱移行を考慮する．過度な緊張下での縫合は可動域制限を生じ拘縮の原因となる．

神経血管束は極力温存する．阻血手（指）において断裂，損傷のある血管は断端を新鮮化し吻合もしくは静脈移植を検討する．静脈の採取先は手部損傷の場合は前腕から，前腕の場合は下腿から伏在静脈を採取するのが容易である．術前評価の時点で必要性を判断しあらかじめドナーサイトをドレーピングしておくのがよい．

神経も断裂部を切除し端々縫合を行うが，近位を剥離してもなお強い緊張が見られる場合は躊躇なく神経移植を行う．強い緊張下での縫合神経はのちに癒着を生じやすく，回復も不良であるためである．手掌部以遠の神経欠損は，自家神経（前腕内側皮神経，後骨間神経終末枝）を採取する．3 cm 以内[14]の欠損であれば人工神経使用も有用である．手関節近位の神経欠損は，腓腹神経からの cable graft となるため血管と同様に下腿をあらかじめドレーピングしておく．

最後に骨のデブリードマンに至る．骨は再建組織の土台であり，創部の安定化において非常に重要である．細かい粉砕骨片や周囲組織の損傷が強く癒合が期待できない第 3 骨片は切除する．関節面の軟骨を含んだ骨片は欠損や汚染が強くない限りは整復し一期的内固定を考慮する．欠損が強い場合は関節の部位により関節固定や骨軟骨移植を用いての二期的再建を検討する．

デブリードマン後の創部状態により一期的内固定が可能と判断されれば，骨折型に応じてキルシュナー鋼線（K-wire）やプレートを用いて固定を行う．骨欠損を認める場合や汚染度が高い場合は創外固定を行い，後日骨移植および内固定を計画する．

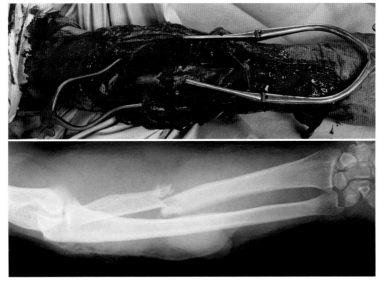

図 4. 症例 1：74 歳，男性．パッカー車に挟まれ受傷，前腕圧挫滅/Gustilo 3B 橈骨
　　骨幹部開放骨折
　　　　a：筋体挫滅と橈骨骨幹部粉砕骨折部
　　　　b：単純 X 線写真

症例呈示：パターン別治療戦略

症例 1：74 歳，男性．パッカー車に前腕を挟まれ受傷(前腕圧挫滅，Gustilo grade 3B 橈骨骨幹部開放骨折)

治療戦略パターン ⑦(VR/NR なし)/secondary fix and flap(図 4～6)

前腕伸側の皮膚軟部組織および前腕伸筋群の強い挫滅と単純 X 線写真において橈骨骨幹部の粉砕および欠損を伴う骨折を認めた．手指血流には問題なく正中，尺骨神経領域の知覚は保たれていた(図 4)．初回手術で皮膚軟部組織および筋体のデブリードマンを施行した．総指伸筋(EDC)と短橈側手根伸筋(ECRB)筋体に広範囲の挫滅を認め EDC は腱断裂も伴っていた．後骨間神経(PIN)は挫滅断裂しており修復は不可能であった．橈骨は骨幹部中央に約 15 mm の骨欠損を認めたが汚染度は強くなく骨欠損部を跨いでノンロッキングプレート(Peri-Articular Straight® Zimmer)にて固定した．皮膚軟部組織欠損部は約 9×25 cm の紡錘形となり NPWT 固定とした(図 5)．EDC 断裂

および PIN 麻痺に対しては次回手術にて腱移行を，骨には腸骨移植およびロッキングプレート(LCP)追加，軟部組織欠損は前外側大腿皮弁(ALT)にて被覆する計画とした．

受傷後 5 日目に再建手術(二期的再建：SDF＋TR＋STR)を行った．腸骨から海綿骨付き皮質骨を採取して欠損部にはめ込み LCP(LC-LCPsmall® Synthes)で固定し，伸筋腱は長掌筋腱(PL)を長母指伸筋腱(EPL)に，橈側手根伸筋腱(FCR)を EDC に腱移行を行った．移行ルートは橈側の皮下トンネルとした．軟部組織欠損は右大腿部から前外側大腿皮弁(ALT)(9.5×27 cm)を採取し，皮弁は筋膜上で薄く挙上し 2 本の穿通枝を確保したのち，外側大腿回旋動脈下行枝(LFCAd)を血管茎として挙上した．皮弁血管は皮下トンネルを通して肘窩部で LFCAd を上腕動脈に端側吻合し，伴走静脈 2 本を端々吻合とした(図 6)．皮弁は良好に生着，骨癒合および機能回復も得られ，術後 1 年の最終経過時点では，手関節可動域は掌屈 40°，背屈 55° で握力は 22 kg(健側比 62％)まで回復し手指可動域も制限なく復職している．

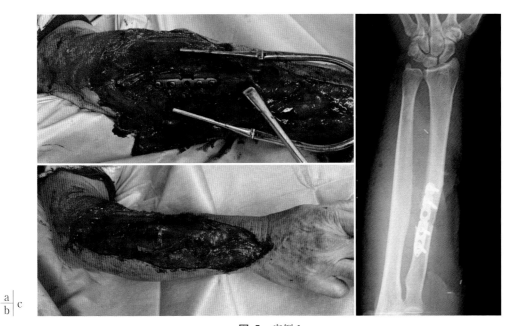

図 5. 症例 1
a：骨折部の仮固定　　　b：デブリードマン後　　　c：単純 X 線写真

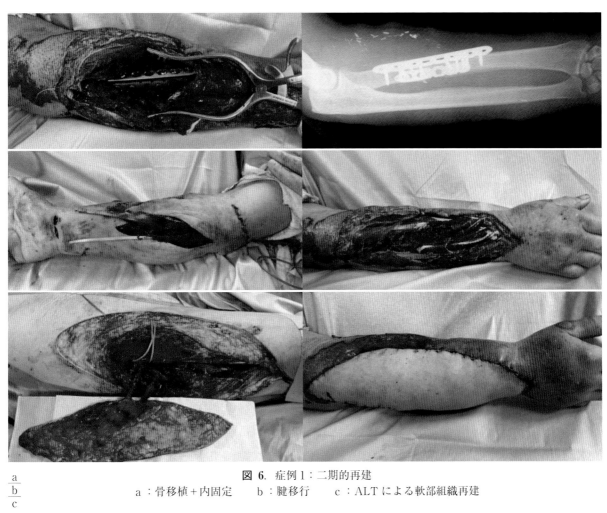

図 6. 症例 1：二期的再建
a：骨移植＋内固定　　　b：腱移行　　　c：ALT による軟部組織再建

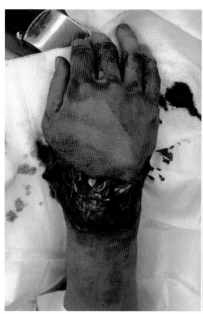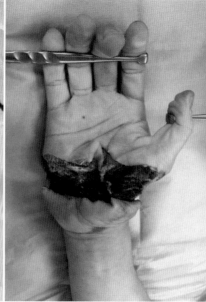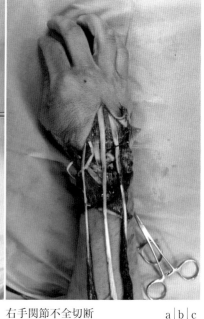

図 7. 症例 2：42 歳，男性．ゴミ収集車に巻き込まれ受傷，右手関節不全切断　　　　a｜b｜c
　　　a，b：手関節レベルでの全周性の挫滅創
　　　c：伸筋腱の近位からの引き抜き断裂

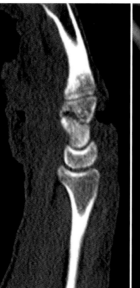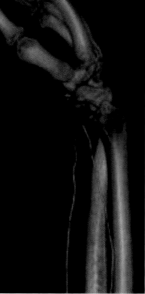

a｜b｜c

図 8.
症例 2
　a：単純 X 線写真
　b：単純 CT．有頭骨体
　　部骨折
　c：3DCTA．橈骨・尺
　　骨動脈断裂

　症例 2：42 歳，男性．ゴミ収集車に巻き込まれ受傷（引き抜き＋圧挫滅，右手関節不全切断，Gustilo grade 3C 手根骨開放性脱臼骨折）治療戦略パターン ②（NR なし）/fix followed by flap（図7～10）

　橈骨手根関節より遠位の手根中央および遠位手根骨レベルで遠位断端がデグロービング損傷とな

り EDC および示指伸筋腱（EI）が筋腱移行部から引き抜かれていた（図7）．手指はすべて無知覚で冷感を伴い，色調は蒼白で阻血状態であった．単純 X 線写真，単純 CT では舟状骨大菱形骨小菱形骨（STT）関節部の脱臼および有頭骨体部の骨折，有頭骨-有鈎骨間の脱臼を認め，3DCTA では橈骨・尺骨動脈の断裂を認めた（図8）．以上より手

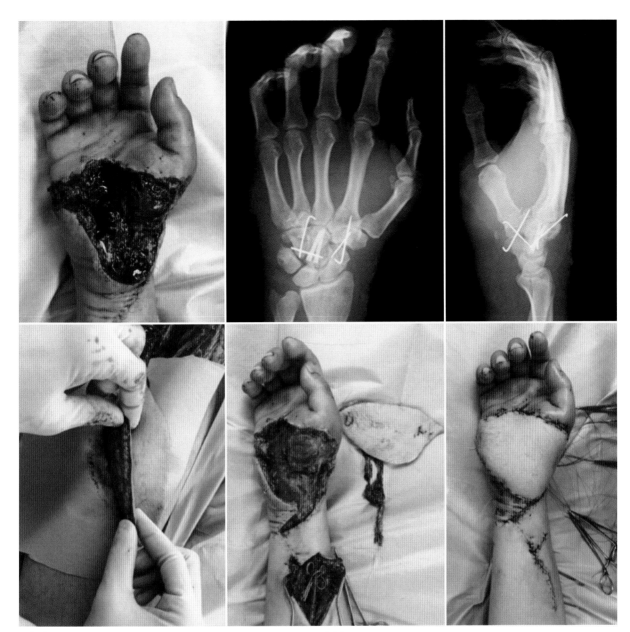

a | b | c
d | e | f

図 9. 症例 2
a：デブリードマン後
b，c：内固定術後 X 線写真
d～f：二期的再建．ALT による軟部組織再建（下段）

根骨レベルでの脱臼骨折を伴う不全切断と判断した．

　初回手術ではデブリードマンに加え有頭骨を圧迫螺子（DTJ® メイラ）にて固定，STT 関節部および有頭骨-有鈎骨関節間を K-wire にて固定した．橈骨・尺骨動脈を吻合し断裂していた橈側皮静脈も修復した．

　屈筋腱は損傷なく正中神経および尺骨神経は有連続性牽引損傷であり剝離のみを行った．伸筋腱（EDC および EI）の引き抜き断裂は FCR を用いて腱移行を行った．皮膚のデブリードマンにより手掌部から手関節掌側にかけて皮膚軟部組織欠損（14×8 cm）を生じたため，二期的軟部組織再建を計画した．受傷後 7 日目に再建手術（二期的再建：

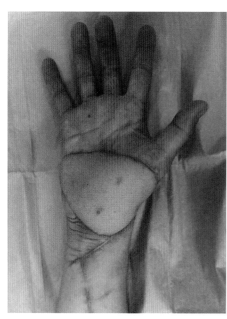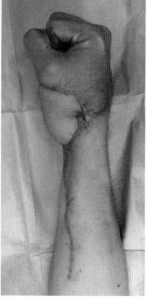

図 10.
症例 2
術後 2 年時手指外観. 良好な手
指機能が保たれている.

STR)を行った. 左大腿から ALT を採取し欠損部を被覆して LFCAd を橈骨動脈へ端側吻合とした(図 9).

術後 2 年の最終経過観察時点では, 手関節可動域が掌屈 54°, 背屈 54° で握力は 28 kg(健側比 91.8%)あり手指可動域制限もなく復職している(図 10).

まとめ

重度手部外傷における診断, 評価および治療戦略とその実際について述べた.

本外傷における治療は救急外来到着時点から始まり, 正確な診断, 評価とそれに基づく治療戦略の立案・迅速な遂行が良好な成績, 機能を獲得させるための鍵となる.

デブリードマンはその言葉の安易さとは裏腹に最も難しい手技の 1 つである. 温存すべきものと, 代用可能であるものを見極め適切なデブリードマンを行い, 早期二期的再建を目指すことが感染予防, 機能獲得の点でも非常に重要である.

参考文献

1) Online Etymology Dictionary[Internet]: https://www.etymonline.com/
2) Gregory, R. T., et al.: The mangled extremity syndrome(M. E. S): a severity grading system for multi system injury of the extremity. J Trauma. 25: 1147-1150, 1985.
3) Del Piñal, F.: Severe mutilating injuries to the hand: Guidelines for organizing the chaos. J Plast Reconstr Aesthet Surg. 60: 816-827, 2007.
   Summary Mangled hand を定義して損傷に応じた治療目標および戦略を記載している.
4) 鳥谷部荘八:【苦手を克服する手外科】外傷の初療を克服する─最低限ここまでやろう─. PEPARS. 169: 1-8, 2021.
   Summary 救急外来における手部外傷の初期対応について細かく記載している.
5) Kwasnicki, R. M., et al.: Pulse oximetry for the diagnosis of vascular injury following limb trauma. J Plast Reconstr Aesthet Surg. 75: 3182-3189, 2022.
6) Gustilo, R. B., et al.: Problems in the management of type Ⅲ(severe)open tractures: a new classification of type Ⅲ open fractures. J Trauma. 24: 742-746, 1984.
   Summary 開放骨折 Gustilo 分類を定義した.
7) Jorge, L. S., et al.: Outcomes and risk factors for polymicrobial posttraumatic osteomyelitis. J Bone Jt Infect. 3: 20-26, 2018.
8) Gopal, S., et al.: Fix and flap: the radical orthopaedic and plastic treatment of severe open fractures of the tibia. J Bone Joint Surg Br. 82: 959-966, 2000.
   Summary Fix and flap というコンセプトを初め

て記した論文.

9）Godina, M.：Early microsurgical reconstruction of complex trauma of the extremities. Plast Reconstr Surg. **78**：285-292, 1986.
Summary　重度外傷における早期軟部組織再建の有効性を最初に示した論文.

10）Harrison, B. L., et al.：Timing of traumatic upper extremity free flap reconstruction：a systematic review and progress report. Plast Reconstr Surg. **132**：591-596, 2013.

11）Gupta, A., et al.：Free tissue transfer to the traumatized upper extremity：Risk factors for post-operative complications in 282 cases. J Plast Reconstr Aesthet Surg. **68**：1184-1190, 2015.

12）土田芳彦：重度四肢外傷の標準的治療. 50-51, 南江堂, 2017.

13）Neumeister, M. W., Brown, R. E.：Mutilating hand injuries：Principles and management. Hand Clin. **19**：1-15, 2013.

14）Kornfeld, T., et al.：Nerve grafting for peripheral nerve injuries with extended defect sizes. Wien Med Wochenschr. **169**：240-251, 2019.

PEPARS No.208：48-57, 2024

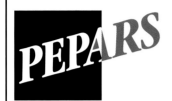

◆特集／得意を伸ばす手外科

変形性関節症を伸ばす
―OAに対する最新治療―

宇佐美 聡*

Key Words：変形性関節症(osteoarthritis)，ヘバーデン結節(Heberden's nodes)，ブシャール結節(Bouchard's nodes)，母指CM関節症(thumb carpometacarpal osteoarthritis)，関節固定術(arthrodesis)，関節形成術(arthroplasty)

Abstract 高齢化社会を迎え，手指の変形性関節症(OA)による疼痛，変形，使いにくさに悩んでいる患者が増えている．今回はその中でも頻度の高いヘバーデン結節，ブシャール結節，母指CM関節症の治療について述べた．OAの初期は保存治療の適応であり，原則は装具やスプリントなどを用いて関節の安静を図り，内服，外用，局注などで局所の疼痛コントロールを行いながら病期の進行を抑えることが重要である．それに加えて手内筋を中心とした運動療法も行う．進行期や末期では適切なタイミングでの手術介入が機能の改善につながる．手指のOAに対する手術は選択肢が多岐にわたり，患者背景や生活様式，今後の希望などを考慮して選択肢を決める必要がある．関節固定術は長期成績が安定しているが，関節が動かなくなることを受け入れられない人もおり，関節可動域を温存できる手術選択肢が増えている．患者満足度には術後の外観も影響しており，できれば整容性を考慮した治療が望ましい．

はじめに

手指の変形性関節症(osteoarthritis；以下，OA)に関し，近年国民の関心が高まっている．本邦の疫学調査では，40歳以上の国民の半数以上にX線上の変形を認め，加齢とともに増加傾向を示す[1]．以前は経過観察のみで治療対象とされてこなかった患者も多かったが，治療選択肢の進歩，普及とともに保存治療や手術の適応が拡大している．本稿では手指のOAの中でも頻度の高い，ヘバーデン結節(遠位指節間関節OA)，ブシャール結節(近位指節間関節OA)，母指CM関節症(母指手根中手関節OA)に関して一般的な治療選択肢とともに筆者が実践している治療について述べる．

* Satoshi USAMI, 〒192-0002 八王子市高月町1133-1 東京手の外科・スポーツ医学研究所/高月整形外科病院

ヘバーデン結節の治療

1．保存治療

初期症状としてこわばり，関節腫脹，関節痛などが挙げられる．初期は保存治療の適応であり，関節の安静を図り，局所の疼痛コントロールと病期の進行を抑えることが目的である．一般的には装具やテーピングによる可動域制限，冷却，使用頻度の制限などを行う[2]．手指のストレッチ，手内筋の強化も効果があると言われる[3]．その他，抗炎症剤の外用や内服も有効である[2]．近年エクオール含有サプリメントによる疼痛改善，病期進行抑制も期待されている．

2．粘液嚢腫に対する外科治療

粘液嚢腫はDIP関節のOAに由来するガングリオンである．テーピングや装具での安静にて消退する場合もある[4]が，再発例，爪変形例，皮膚が非薄化した症例，感染例などでは手術が選択される．手術ではDIP関節近傍の掻爬が重要である．

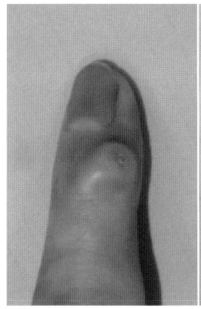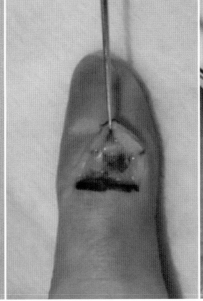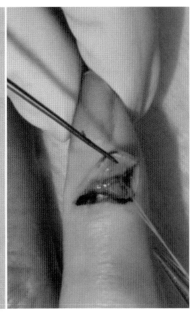

a | b | c

図 1. 粘液嚢腫に対する関節掻爬術
70代，女性，左示指粘液嚢腫
　a：左示指 DIP 関節橈側にできた粘液嚢腫
　b：皮弁を挙上し，伸筋腱の脇から関節包と骨棘を掻爬する．
　c：最後に再度関節包を吸収糸で縫縮する．

筆者は背側〜側方に切開を置いて皮膚弁を挙上し，伸筋腱の脇より DIP 関節背側・側方に至り，発生母地である関節包と骨棘をリューエルで部分切除する[2)4)]．その後，吸収糸で周囲関節包を再度縫縮し，瘢痕化による再発防止を図っている（図1）．嚢腫により皮膚が極度に菲薄化している場合のみ局所皮弁を併用する．基本的には嚢腫側の片側のみを治療し，両側同時には行っていない．術後は2か月間のテーピングによる安静を指導している．

3．進行した変形や疼痛に対する外科的治療

A．関節形成術

背側皮膚を切開し，突出した骨棘を切除する手術である．前述の粘液嚢腫に対する手術とほぼ同様であるが，伸筋腱の両脇より DIP 関節に侵入し，伸展機能に影響を残さない範囲で可及的に骨棘を除去する[5)]．一時的には結節や骨棘による変形が改善するが，術後は不安定性も増加し，かえって運動時疼痛や炎症の原因となる可能性がある．また側屈変形や屈曲変形に対する矯正効果は

ほとんどない．骨棘の再発例，術後に関節強直（ankylosis）になった症例などを経験，拝見し，中期〜長期的に安定した成績が残せる術式ではないと個人的には考えている．

B．関節固定術

最も長期成績が安定した治療であり，術後はDIP 関節の結節変形も改善する[6)]ため整容的な満足度も高い．関節は動かなくなるため固定角度は検討が必要である．DIP 関節の機能角度は屈曲10〜60°程度とされている[7)8)]が，女性患者の中には整容面から伸展位固定を希望する患者も多い．筆者は基本的に局所麻酔で行い，術中にガイドワイヤーや Kirschner ワイヤーで DIP 関節を仮固定し，角度を実際に患者さんに確認してもらってら本固定に入る．固定法はピンニング，スクリュー，interosseous-wiring などがありそれぞれ一長一短がある．骨癒合を第1に考慮するのであれば，DIP 背側切開から関節を露出させて観血的に関節軟骨を削り，関節面を隙間なく合わせるこ

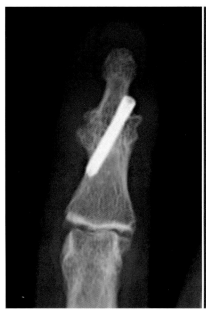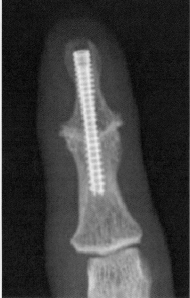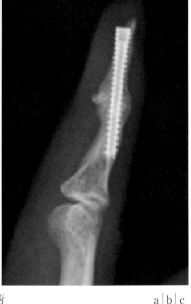

図 2. ヘバーデン結節に対する関節固定術　　　　　a│b│c

関節裂隙が狭小化し，関節面の適合が良好な症例では経皮的スクリュー固定を選
択している．
　a：DIP 関節掻爬後に斜め方向にスクリューを刺入した．
　b，c：経皮的に指尖部よりスクリューを刺入した．

とが推奨される[9]．他にも関節軟骨を削らないス
クリューによる経皮的な固定方法[10]もあり，DIP
関節背側に瘢痕を残さない整容的なメリットがあ
る．筆者は関節裂隙が減少し，アライメントの良
好なヘバーデン結節には経皮的固定を選択してい
る．指尖部より長めのヘッドレスコンプレッショ
ンスクリューを刺入することで偽関節を予防する
が，爪床を損傷しないようにやや掌側寄りにスク
リューを挿入するなど配慮が必要であり，固定角
度は伸展位よりになる（図2）．関節固定術は一見
簡単に思われがちな手術であるが，合併症は比較
的多く偽関節率が高い[11]．

C．人工関節置換術

　シリコンインプラントと表面置換型が使用可能
である[12]．アプローチは背側が一般的で，一旦伸
筋腱を切り離した後にインプラントを挿入し，再
度伸筋腱を修復する報告が多い．関節可動域を残
せる利点があるが，術後の DIP 関節自動伸展不足
角の悪化，長期的なインプラント破損などの懸念

もある．インプラントの特徴として，シリコンは
伸展不足角が出にくいが側方動揺性が出やすく，
表面置換は伸展不足角が出やすいが側方動揺性は
出にくい[13)14)]．筆者は近年，中～長期的な成績が
安定しているシリコンインプラントを採用してい
る．インプラントのステムを部分的に中節骨に埋
めることで中節骨骨頭の骨切り量を減らし，術後
に側方動揺性が出にくいように設置している[14]．

　手術では背側をクランク状切開で展開する（図
3）．理由は整容的に優れていること，縫合部の血
流維持の面からである．術後の背側肥厚性瘢痕が
愁訴となることがしばしばあり，瘢痕形成予防の
ために皮膚弁辺縁の血流を保つことが重要であ
る．背側皮膚および伸筋腱の処理には atraumatic
な操作が要求される．余計な瘢痕や癒着を残さな
いためにも最小限の剝離にとどめたい．

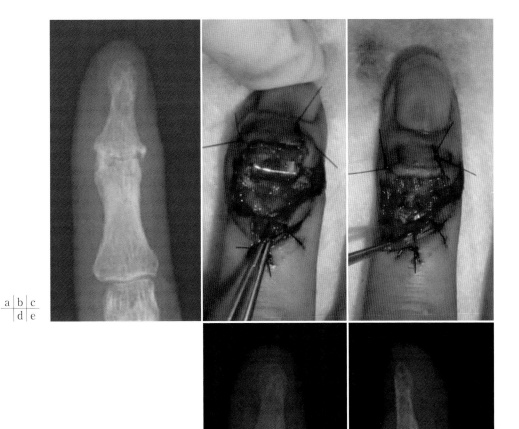

図 3.
ヘバーデン結節に対する人工関節置換術
60 代，女性．右示指ヘバーデン結節
　a：術前の X 線
　b：伸筋腱を切離してインプラントを挿入
　c：伸筋腱を再度修復する．
　d，e：術後 X 線

a	b	c
d	e	

ブシャール結節の治療

1．保存治療

　保存治療の目的や方法はヘバーデン結節と同様である．有痛性ブシャール結節には装具の使用が有効である．その他にステロイドの関節内局所注射が短期的な除痛と炎症の鎮静に有効である[15]．

2．進行した変形や疼痛に対する外科的治療

A．関節固定術

　術後の不安定性がないため，男性例や重労働者に適応がある．DIP 関節より強固な固定が求めら

れる．一般的には背側よりアプローチし，伸筋腱を処理後に PIP 関節を展開する．グリップできるように軽度屈曲位で固定する．固定角度に応じた PIP 関節面の骨切りを行い，プレートや tension band wiring，compression screw などで強固に固定する[16]．

B．人工関節置換術

　DIP 関節と同様にシリコンインプラントと表面置換型が選択できる．それぞれにいくつか種類があり，術者の好みや経験などで選択される．一般的に表面置換型の方が術後の側方動揺性が少ない

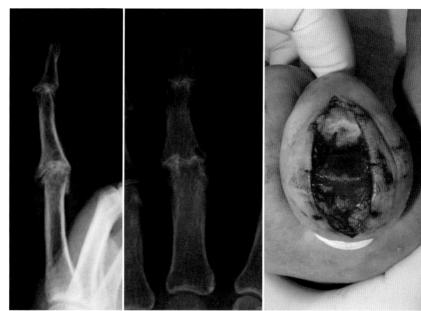
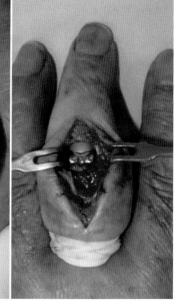
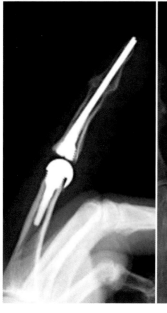
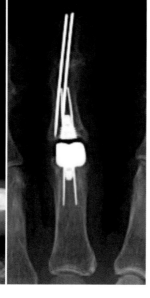

a b c d
e f

図 4.
ブシャール結節に対する人工関節置換術
70 代．男性．左中指ブシャール結節および
ヘバーデン結節
  a，b：術前の X 線．DIP と PIP 関節の OA
    による変形と疼痛があった．
  c，d：伸筋腱を縦切し，骨切り後に表面置
    換型人工関節を挿入した．
  e，f：術後の X 線．DIP 関節は wire で固
    定している．

と言われている[17][18]．アプローチは背側と掌側の 2 つがあり，背側アプローチは術野が広く展開できる一方，伸筋腱にメスを入れる必要がある．伸筋腱の切開方法によりおおまかに Chamay と tendon splitting に分かれる．術式の選択として骨棘を切除する場合や伸筋腱のバランス調整が必要な場合は背側アプローチが推奨される．掌側アプローチは腱鞘や PIP 関節掌側板などを剝がす必要があるが，伸筋腱に手を加えないので術後速やかに積極的なリハビリテーションが可能である．システマティックレビューではシリコンインプラントの掌側アプローチが最も可動域がよいとの結果である[19]が，単一施設での 3 種アプローチの比較では掌側アプローチは伸展不足が大きいと報告されている[20]．筆者の好みとしては骨棘が出て変形の進んだ OA には背側アプローチが適している（図 4）．人工関節の選択は可動域優先であればシリコンインプラント，安定性重視であれば表面置換型を選択している．シリコンインプラントは長期的に破損が生じやすいことを説明しておく必要がある．

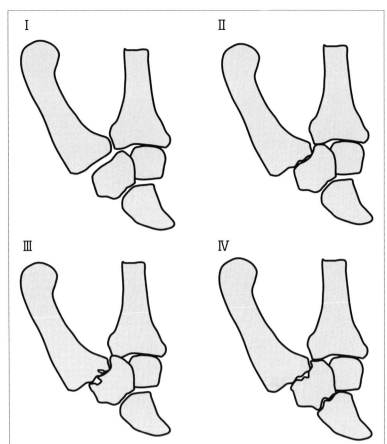

図 5.
母指 CM 関節症の Eaton 分類
Stage Ⅰ：関節裂隙の軽度開大．関節面
　　　　正常
Stage Ⅱ：軽度の関節裂隙狭小化
　　　　骨棘形成または 2 mm 未満の
　　　　遊離体
Stage Ⅲ：著明な関節裂隙狭小化
　　　　2 mm 以上の遊離体
　　　　軟骨下骨の囊胞形成，硬化像
Stage Ⅳ：CM 関節および STT 関節の著
　　　　明な関節裂隙狭小化もしくは
　　　　破壊像

C．その他の手術療法

　肋骨肋軟骨関節形成術，足趾からの関節移植術などが選択肢として挙げられるが，一般的な適応は若年者の外傷後変形や先天性変形などに限られ，高齢者の OA に対して選択されることはほとんどない．

母指 CM 関節症の治療

1．母指 CM 関節症について

　母指第 1 中手骨と大菱形骨の OA である．つまみ動作，把持動作，しぼり動作など手を使う動作のほとんどで負荷がかかる関節であるため，日常生活動作で痛みを訴える患者が多い．進行すると関節面および周囲軟部組織の退行性変性が起こり，中手骨底部の背側・橈側脱臼や MP 関節の過伸展変形など母指アライメントの変形をきたす．鞍状の形状を有する関節であり，運動が複雑なこと，大菱形骨側の固定性獲得が難しいことなどから人工関節置換術は成績が安定しない．

2．保存治療

　保存治療の基本は装具やサポーターによる安静や運動補助，アライメントの改善である．関節内へのステロイド注射も局所痛のコントロールに効果がある．運動療法として母指内転筋，第 1 背側骨間筋，短母指屈筋などのストレッチ，ピンチに関わる母指球筋の筋力訓練などがある．

3．外科的治療

　手術治療の選択は施設や術者によるところが大きく，病期，性別，職業などを考慮しながら治療方法は決定される．靭帯再建術，関節固定術，大菱形骨摘出術，中手骨骨切り術，interposition plasty，suspension plasty など選択できる術式は多く[21]，これらを組み合わせた手術バリエーションは多岐に亘る．手術が複雑になるほど合併症は増加するため[22]，最近は低侵襲手術が増加している傾向があり，関節鏡を併用する術式も増えている．術式の適応にあたっては Eaton による進行期分類[23]（図 5）が参考にされることが多い．

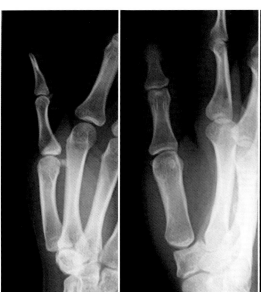
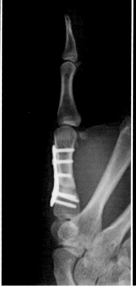
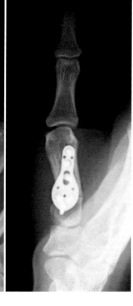
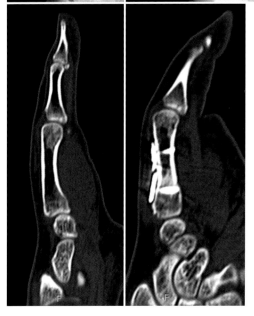

a b c d
e f

図 6.

母指 CM 関節症に対する中手骨骨切り術

30代，女性．右母指 CM 関節症．2年以上保存治療を続けるも疼痛改善がなく仕事に支障があるため，手術が施行された．関節軟骨は温存されており骨切り術を行った．

a，b：術前の X 線．Eaton stage Ⅰだが疼痛が強く仕事に支障があった．

c，d：橈背側に20°の中手骨骨切り後，ロッキングプレートを使用して固定した．

e，f：術前後の CT 像．中手骨底部の背側亜脱臼が改善している．

A．靭帯再建術

弛緩・変性した関節周囲の靭帯を再建する方法である．靭帯再建材料として橈側手根屈筋腱，長母指外転筋腱などを使用することが多い．中手骨に骨孔を通し，関節掌側や背側の関節安定性に重要な靭帯を再建する．アメリカでは大菱形骨切除＋LRTI 法（ligament reconstruction and tendon interposition）が主流である[24]．

B．関節固定術

Eaton stage Ⅱ～Ⅲの進行期母指 CM 関節症に適応がある[21]．また，男性や重労働者など関節への負担が大きい患者も適応とされることが多い．Pinning だけでは偽関節を生じるリスクが高く，tension band wiring，コンプレッションスクリューやロッキングプレート固定など強固な固定が選択される．骨癒合が得られれば CM 関節の疼痛は改善するが，隣接関節の負担が増加し，MP 関節や舟状大菱形骨・小菱形骨間関節（STT 関節）の OA や変形が進む懸念がある．

C．Suspension plasty

進行期に用いる．大菱形骨を全切除もしくは部分切除し，自家腱や人工靭帯などを使用して第1

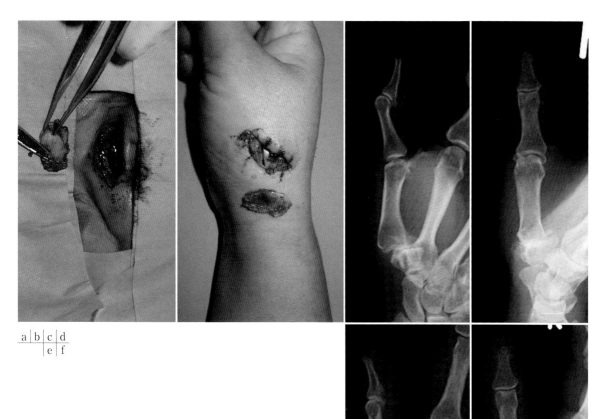

a | b | c | d
― | ― | e | f

図 7.
母指 CM 関節症に対する耳介軟骨移植と suture-button suspension
50代，女性．右母指 CM 関節症．Eaton stage Ⅲ
に対し，耳介軟骨移植と suture-button suspension を併用した.
　　a，b：術中所見．耳介軟骨を耳介後面より採
　　　取し，削った大菱形骨表面に挿入する.
　　c，d：術前の X 線
　　e，f：術後の X 線．第1・第2中手骨間を
　　　button で牽引．白矢印部に軟骨が挿入されて
　　　いる.

中手骨と第2中手骨間を牽引し，第1中手骨の沈み込みを抑える方法である．長期的に suspension のゆるみが生じ，疼痛の再燃や母指列の短縮が発生する懸念がある.

D．第1中手骨骨切り術

関節軟骨の温存されている Eaton stage Ⅰ〜Ⅱがよい適応とされる．中手骨を 20〜30° 程度の外転対立位で骨切りすることで CM 関節掌側の負荷を減らし関節症の進行を予防する効果がある[21]（図6）．Eaton stage Ⅲ の進行期 CM 関節症にも骨切り角を大きくすることで関節適合性を改善で

きるとの報告もある[25]．骨切りの方法として母指 CM 関節内に手を加えないため，後日関節形成や関節固定術などの2期的手術が行える利点があり，近年手術選択肢の1つとして取り入れる施設が増えている.

E．筆者の好む術式

筆者は大菱形骨表面を削った後に耳介軟骨を移植する interposition arthroplasty に suture-button を用いた suspension plasty を併用する，形成外科的アプローチを使用した術式を主に行っている[26]（図7）．傷んだ大菱形骨表面の軟骨部の処置，

弛んだ靭帯・関節包の補強を目的とし，大菱形骨は残しつつ変性前のアライメントになるべく戻すことを念頭に置いて治療している．術後関節可動域は保たれ，第1中手骨の沈み込みもなく，経験上男性例に関しても中期的に良好な成績を収めている．

最後に

手指の変形性関節の手術は除痛と機能獲得が第1目的であるが，変形に対する整容性改善を希望する患者も多く，リウマチ手の手術のように術後の見た目が患者満足度に大きく影響すると考える[27]．瘢痕を目立たないようにする，関節の見た目を自然に近い状態にするなど形成外科的な視野も考慮した治療が高い満足度につながる可能性がある．

参考文献

1）Kodama, R., et al.：Prevalence of hand osteoarthritis and its relationship to hand pain and grip strength in Japan：The third survey of the ROAD study. Mod Rheumatol. **26**：767-773, 2016.

2）田中宏昌：【女性によくみる手疾患】手指の変形性関節症（ヘバーデン結節を中心に）の診断と治療. MB Orthop. **35**(4)：7-11，2022.

3）Swanson, A. B., Swanson, G. D.：Osteoarthritis in the hand. J Hand Surg Am. **8**(5 Pt 2)：669-675, 1983.

4）石河利広：指の粘液嚢腫（ganglion）の治療. 形成外科. **58**：45-50，2015.

5）Lin, E. A., et al.：Cheilectomy for treatment of symptomatic distal interphalangeal joint osteoarthritis：a review of 78 patients. J Hand Surg Am. **42**：889-893, 2017.

6）戸張佳子ほか：Heberden 結節に対して行った関節固定術の中期成績と形態学的変化. 日手会誌. **31**：466-472，2015.

7）Hume, M. C., et al.：Functional range of motion of the joints of the hand. J Hand Surg Am. **15**：240-243, 1990.

8）Bain, G. I., et al.：The functional range of motion of the finger joints. J Hand Surg Eur. **40**：406-411, 2015.

9）Renfree, K. J.：Percutaneous in situ versus open arthrodesis of the distal interphalangeal joint. J Hand Surg Eur. **40**：379-383, 2015.

10）Ishizuki, M., Ozawa, H.：Distal interphalangeal joint arthrodesis using a minimally invasive technique with the herbert screw. Tech Hand Up Extrem Surg. **6**：200-204, 2002.

11）Satteson, E. S., et al.：The management of complications of small joint arthrodesis and arthroplasty. Hand Clin. **31**：243-266, 2015.

12）宇佐美 聡ほか：ヘバーデン結節に対する人工関節置換術の経験. 日手会誌. **37**：94-98，2020.

13）Usami, S., Minamikawa, Y.：Osteoarthritis and connective tissue disorders（DIP joint）. An evidence-based approach to the fingertip disease. Jose Jerome, J. T., ed. 263-276, Thieme, 2023.

14）Usami, S., et al.：Intramedullary insetting of silicone implant for lateral stability in distal interphalangeal joint arthroplasty. Plast Reconstr Surg Glob Open. **11**：e4930, 2023.

15）Spolidoro Paschoal Nde, O., et al.：Effectiveness of triamcinolone hexacetonide intraarticular injection in interphalangeal joints：A 12-week randomized controlled trial in patients with hand osteoarthritis. J Rheumatol. **42**：1869-1877, 2015.

16）Millrose, M., et al.：Arthrodesis of the proximal interphalangeal joint of the finger—A biomechanical study of primary stability. J Pers Med. **13**：465, 2023.

17）Helder, O. et al.：Complications after surface replacing and silicone PIP arthroplasty：an analysis of 703 implants. Arch Orthop Trauma Surg. **141**：173-181, 2021.

18）Hensler, S., et al.：Lateral stability in healthy proximal interphalangeal joints versus surface replacement and silicone arthroplasty：Results of a three-dimensional motion analysis study. Hand Surg Rehabil. **39**：296-301, 2020.

19）Yamamoto, M., et al.：A systematic review of different implants and approaches for proximal interphalangeal joint arthroplasty. Plast Reconstr Surg. **139**：1139e-1151e, 2017.

20）Bodmer, E., et al.：Comparison of outcomes of three surgical approaches for proximal interphalangeal joint arthroplasty using a surfacereplacing implant. J Hand Surg Eur. **45**：608-614, 2020.

21）藤原浩芳, 浅田麻樹：【母指 CM 関節症診療マニュアル】母指 CM 関節症手術のバリエーションと術式選択の基準. MB Orthop. **31**(1)：27-33, 2018.

22）Wajon, A., et al.：Surgery for thumb(trapeziometacarpal joint)osteoarthritis. Cochrane Database Syst Rev. 2015：CD004631, 2015.

23）Eaton, R. G., et al.：Ligament reconstruction for the painful thumb carpometacarpal joint：a long-term assessment. J Hand Surg Am. **9**：692-699, 1984.

24）Yuan, F., et al.：Evidence-based practice in the surgical treatment of thumb carpometacarpal joint arthritis. J Hand Surg Am. **42**：104-112, 2017.

25）白川　健：進行期母指 CM 関節症に対する第 1 中手骨外転対立位骨切り術による関節適合性の変化. 日手会誌. **38**：606-609, 2022.

26）Usami, S., Inami, K.：Combination therapy involving ear cartilage transfer and suture-button suspension arthroplasty for symptomatic thumb carpometacarpal joint arthritis. J Wrist Surg. **8**：157-160, 2019.

27）Bogoch, E. R., et al.：Hand appearance as a patient motivation for surgery and a determinant of satisfaction with metacarpophalangeal joint arthroplasty for rheumatoid arthritis. J Hand Surg Am. **36**：1007-1014. e1-4, 2011.

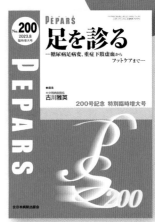

PEPARS　No.208：59-65，2024

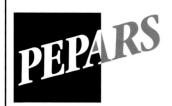

◆特集／得意を伸ばす手外科

関節鏡治療を伸ばす
―手外科における関節鏡を用いた発展的治療―

村田　景一*

Key Words：関節鏡（arthroscopy），三角線維軟骨複合体（triangular fibrocartilage complex；TFCC），キーンベック病（Kienböck disease），肘部管症候群（cubital tunnel syndrome），尺骨神経皮下前方移動術（anterior transposition of the ulnar nerve）

Abstract　　近年，低侵襲手術の観点から鏡視下手術は普及し，手外科においても各種疾患に対して，診断，治療の目的で広く用いられるようになってきた．本稿では筆者らの行っている TFCC 尺骨小窩部損傷に対する関節鏡視援助下手術，Kienböck 病の Lichtman 病期分類 Stage Ⅲ で関節軟骨損傷が著明な症例に対する鏡視下月状骨切除術，肘部管症候群に対する鏡視下神経皮下前方移動術の具体的な方法，結果について述べる．鏡視下手術の利点は表層に存在する重要な組織を損傷せずに，深層組織の評価や処置を行うことが可能な点である．しかしながら，内視鏡手術による術中・術後の合併症の報告も散見される．内視鏡手術を選択する場合は，手術部位の深部組織の解剖学的特徴や，起こり得る合併症への注意，さらに重大な合併症を起こさないように鏡視で見えない部分を処置することのないように留意することが重要である．

はじめに

近年，低侵襲手術の観点から鏡視下手術はその適応が拡大してきた．手外科における内視鏡手術には手関節鏡，肘関節鏡，そして内視鏡を用いた絞扼性神経障害の治療などがあり，各種疾患に対して，その診断，治療の目的で広く用いられるようになってきた．特に手関節の外傷や疾患の診断において，一般的には X 線写真，CT，MRI などにより，その病態の評価が行われるが，関節軟骨表面の状態，TFCC 損傷（新鮮および陳旧性），手根骨間靱帯損傷，手根骨の不安定性，関節内滑膜炎などの評価においては，手関節鏡が不可欠となっている．また，低侵襲手術として神経剝離[1]

や組織移植の際の血管茎の剝離[2]に内視鏡を併用する報告も散見し，その適応は拡大している．

今までに各種関節鏡手術の準備，基本的手技に関しては，様々な教科書や総説において既に詳しく述べられている[3][4]ので，本稿においては割愛させていただき，手外科領域の外傷および疾患に対して，筆者が臨床でよく施行する TFCC 尺骨小窩部損傷に対する関節鏡視援助下手術，Kienböck 病の Lichtman 病期分類 Stage Ⅲ で関節軟骨損傷が著明な症例に対する鏡視下月状骨切除術，肘部管症候群に対する鏡視下神経皮下前方移動術の具体的な方法，結果について述べる．

鏡視下手術の実際

1．TFCC 尺骨小窩部損傷に対する関節鏡視援助下手術[5]

A．診断と手術適応

日常生活において手関節尺側痛を訴える患者に

＊　Keiichi MURATA，〒630-8305　奈良市東紀寺町 1-50-1　市立奈良病院四肢外傷センター，センター長／同病院，副院長

対して，身体所見で fovea sign（ECU，FCU，尺骨茎状突起，三角骨の間の soft spot の圧痛）の有無の評価，piano key sign，DRUJ ballottement test などによる DRUJ の不安定性の評価を行う．術前の画像評価として MRI gradient echo T2*強調像における TFCC の尺骨小窩への連続部分の高輝度像は，橈尺靱帯深層小窩付着部損傷の客観的裏付けとなる．しかしながら，これらの術前検査結果は，生来の関節弛緩や検査自体の false positive に由来する可能性もあり，あくまでも術前の補助診断と考え，術前評価にて TFCC 損傷が強く疑われる症例に対して手関節鏡検査を施行する．最終診断は術中鏡視所見（尺骨手根関節鏡視における TFCC の trampoline 徴候の消失や hook test 陽性所見，DRUJ 鏡視における橈尺靱帯深層線維の断裂所見）により行うことが重要である．

B．手術手技

手術は関節鏡検査による TFCC，手根間靱帯，関節軟骨の評価後に行う．皮切を行わない完全な鏡視下手術での TFCC 修復術の報告[6]もあるが，筆者はより確実で強固な靱帯の修復を目的に，背側に小皮切を追加し，背側・掌側の橈尺靱帯を関節鏡視援助下に個別に修復する方法を考案し，良好な成績を得ている．尺側手根伸筋の尺側の 2.5 cm 程度の小皮切から進入し，尺側手根伸筋の腱鞘および subsheath を縦に切開し，腱鞘床に TFCC より中枢で 5 mm 程度の横切開を加え，尺骨小窩に到達する．TFCC 深層の尺骨小窩付着部を直視下に観察し，同部を鋭匙にて海綿骨が露出するまでデブリドマンを行い，小窩部に正確に suture anchor を設置することが重要である（図1-a）．筆者らの行っている修復法で使用する suture anchor は，アンカーのサイズが径 2.8 mm，付属糸は 2-0 程度の非吸収糸 2 本付属しているタイプで，強度的に信頼性は高いと考えている．アンカー設置後に 2 対の糸を 1 対ずつ掌・背側に TFCC の中枢から関節外に出す（図1-b）．次に掌・背側の 2 対の縫合糸のそれぞれ 1 本を 20 G 硬膜外針（Touhy 針）の先端に通した状態で，TFCC を中枢から末梢に向けて貫通させる．針の刺入は TFCC の尺側辺縁から約 2〜3 mm の尺骨小窩直上部分を貫き，糸を尺骨手根関節内に導く．掌・背側の尺骨手根関節の関節包を貫いて suture retriever を挿入し，鏡視下に糸を掌側および背側の関節外に導く（図1-c）．掌・背側の橈尺靱帯をそれぞれ個別に把持するように縫合糸を掌・背側の関節外で締結する（図1-d）．

C．後療法

後療法は前腕回旋中間位で 3 週間の上腕から手のギプス固定，その後 3 週間の前腕から手のギプス固定を行い，その後，手関節および前腕の自動可動域訓練を開始する．術後 12 週までは DRUJ を安定させる目的で，リストラップ®などの装具を着用させて日常生活での手の使用を許可し，術後 24 週でスポーツ・重労働へ復帰を許可する．

D．自験例の術後成績

症例 52 例（男性 24 例 女性 28 例），年齢は 13〜63 歳（平均 35 歳）であった．受傷機転は明らかな外傷が転機となった症例が 36 例で仕事やスポーツでの手関節の反復動作により徐々に症状が増悪した症例が 16 例であった．評価は術前と術後平均 26 か月（12〜42 か月）の最終調査時に行った．成績は piano key sign，fovea sign は全例で術後消失し，DRUJ ballottement test（徒手的に掌・背側にストレスを加え，安定を 0 点，不安定であるが endpoint を有するものを 1 点，不安定で endpoint のないものを 2 点として前腕回外・中間・回内位の 3 肢位での掌・背側の合計点で評価）のポイントは，術前平均 5.8 点（4〜10 点）から術後平均 0.5 点（0〜2 点）に，握力は健側比で平均 69%（5〜89%）から平均 90%（68〜100%）に改善した．Modified Mayo wrist score は平均 44 点（20〜80点）から平均 89 点（70〜100 点），DASH score（JSSH）は，平均 36 点（12.5〜72.5 点）から平均 10点（0〜27.5 点）に有意に改善した．

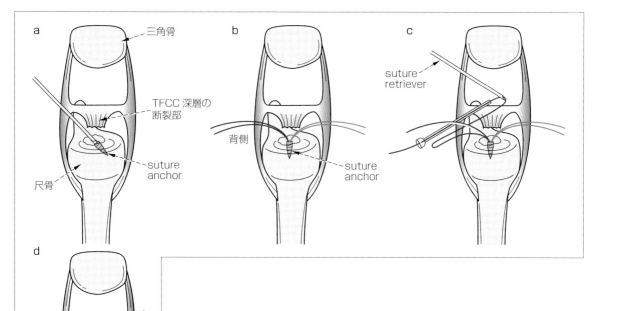

図 1.
Suture anchor を用いた鏡視下 TFCC 修復法
    a：背側 TFCC の中枢で関節包の小切開から尺骨小窩を掻爬し，suture anchor を設置する.
    b：2 対の糸をそれぞれ掌・背側から関節外に出す.
    c：掌・背側の縫合糸のそれぞれ 1 本を 20 G Touhy 針の先端に通して，TFCC を中枢から末梢に向けて貫き尺骨手根関節内に導く. 尺骨手根関節の関節包から suture retriever を挿入し糸を関節外に導く.
    d：前腕回旋中間位で掌・背側の糸を結紮する.

2．Kienböck 病 Lichtman 病期分類 Stage Ⅲ で関節軟骨損傷が著明な症例に対する鏡視下月状骨切除術[7)8)]

A．診断と手術適応

Kienböck 病の中でも，X 線写真で月状骨の圧潰所見のない Lichtman 病期分類 Stage Ⅱ や，月状骨の圧潰所見を認める Stage Ⅲ でも月状骨の関節軟骨面が温存されている症例に対しては，血管柄付き骨移植術や橈骨短縮骨切り術が選択されることが一般的である. また周囲の手根骨や橈骨関節面の関節症を伴う Stage Ⅳ に対しては部分手関節固定術あるいは全手関節固定術の適応となる. したがって，鏡視下月状骨切除術の適応は Lichtman 分類病期 Stage Ⅲ の症例で，Bain らによる関節鏡視所見による病期分類の Grade 2 以上の橈骨月状骨関節および月状有頭骨関節の著明な軟骨損傷を有する症例である.

B．手術手技

手関節の鏡視は橈骨手根関節および手根中央関節の両方から行い，アブレーダー，パンチなどを使用しながら分節化した月状骨を piece by piece に摘出する. 本法の目的は壊死に陥り分節化した月状骨と他の手根骨との干渉を軽減することであり，術後の手根骨の不安定性を軽減するため，舟状骨と三角骨の掌背側に付着する手根間靱帯を温存するように月状骨の有頭骨，橈骨に接しない部分を意図的に残すように留意している. このことにより，術後に発症する舟状月状骨間隙の開大や carpal height rate の低下を少しでも軽減できるのではないかと考えている.

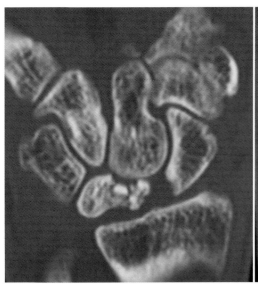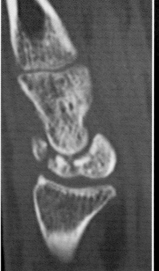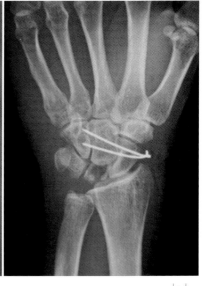

図 2. a|b|c

症例：36 歳，男性．Lichtmen 病期分類 Stage ⅢC．月状骨は圧潰，分節化をきたしている．
　a：術前 CT 冠状面
　b：術前 CT 矢状面
　c：術後単純 X 線正面像：月状骨の辺縁部分が一部残存している．術後 3 か月間は舟状有頭
　　骨間をピン 2 本にて仮固定した．

a|b

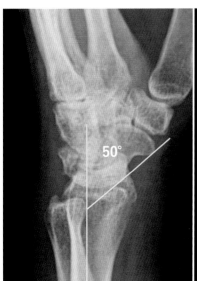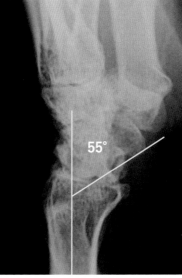

図 3.
症例：36 歳，男性．
X 線写真側面像における radio-scaphoid angle（RSA）
　a：術前．RSA：50°
　b：最終調査時（術後 2 年）．RSA：55°

C．代表症例

36 歳，男性．Lichtmen 病期分類 Stage ⅢC
月状骨は圧潰，分節化をきたしている（図 2-a，b）．鏡視下に月状骨を摘出した．舟状骨と三角骨の掌背側に付着する手根間靭帯を温存するように月状骨を削るように摘出した．術後 X 線写真にて月状骨の有頭骨，橈骨に接しない辺縁部分が一部残存している（図 2-c）．軟部組織の安定する期間として術後 3 か月間は舟状有頭骨間をピン 2 本にて仮固定した．術後 2 年の調査で，手関節掌背側可動域は術前 90° が最終調査時 110°，握力は術前 13 kg が最終調査時 28 kg，疼痛 VAS は術前 60 mm が最終調査時 5 mm，QuickDASH は術前 60 が最終調査時 11.4 に改善した．X 線写真側面像における radio-scaphoid angle は術前 50° であったが，最終調査時には 55° と若干の低下を認めてい

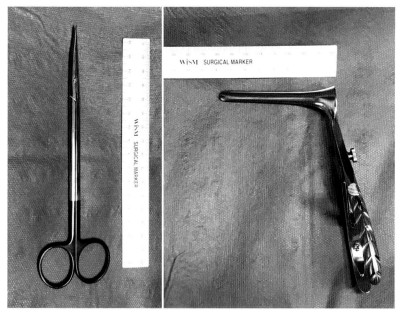

図 4. 肘部管症候群に対する鏡視下手術に用いる剪刀と開創器
a：全長 18 cm の JAMESON 剪刀
b：80 mm 長の開創ロック付き耳鼻科用開創器

る(図 3-a，b)が日常生活上の問題はない．

3．肘部管症候群に対する鏡視下手術[9)10)]

A．手術適応

筆者は肘部管症候群に対する低侵襲手術として，内視鏡を使用した鏡視下神経単純除圧術ならびに鏡視下神経皮下前方移動術を施行している．神経の表層を覆う線維性靭帯による神経の絞扼が主因である症例や軽度から中程度の変形性肘関節症に併発した症例に対しては，鏡視下神経単純除圧術を選択する．一方，尺骨神経の反復性脱臼を認める症例，外反肘合併例，進行した関節症変化により尺骨神経溝内に著明な骨棘形成を有し，単純除圧術では肘屈曲位での神経圧迫が改善しないと考えられる症例などには鏡視下神経皮下前方移動術を選択している．

B．手術手技

手術体位は仰臥位で，手術用手台に患側上肢を載せて，肩関節外旋位として肘の下に覆布などを丸めてクッションとして置き，肘内側を挙上するような肢位とする．

手術に必要な器具は，一般的な手術器具以外で

は 2.7 mm あるいは 4 mm の 30° 斜視鏡を含めた関節鏡機器一式と長さ 80 mm 程度の耳鼻科用開創器である．関節鏡は鏡視下に剥離鉗子や剪刀を用いて神経剥離や筋膜切離を行う際に，器具同士が邪魔にならないように，鏡の長さが最低 12 cm以上のロングタイプを選択する必要がある．同様に使用する剪刀も細身で柄の長いものが好ましい(図 4-a)．また耳鼻科用開創器は，神経剥離などを容易に施行するためのワーキングスペースを獲得する目的で，開創した状態で軟部組織を挙上して使用するため，開創状態を維持できるロック付きのものが便利である(図 4-b)．

手術は尺骨神経溝上の約 2 cm の縦皮切から尺骨神経を同定し，直視下に Osborne 靭帯を含めた神経上の膜状組織を切離する．次に剥離鉗子を用いて鈍的に前腕の皮下組織を筋膜上で剥離した上，まずは前腕末梢方向に開創器と鏡を挿入する(図 5-a)．鏡の視野を深層方向に向けて神経を被覆する前腕筋膜を鏡視下に剪刀を用いて内側上顆から約 8 cm 末梢まで切離した後，剥離鉗子を用いて神経周囲の剥離を行う．この際に尺骨神経本

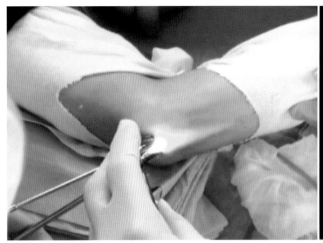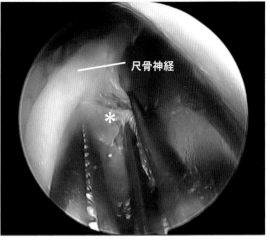

尺骨神経

＊

図 5．術中写真　　　　　　　　　　　　　a｜b

a：末梢方向への開創器と内視鏡の挿入
b：鏡視画像．神経周囲の血管をバイポーラ焼灼止血器にて止血後に切離．＊血管

幹から分枝する関節枝は切離して問題ないが，尺側手根屈筋への運動枝は温存する．神経に伴走する栄養血管は可能な範囲で神経との連続を保った状態で神経を剥離挙上するが，神経剥離や前方移動の際に妨げとなる筋膜上を横走する血管は鏡視下にバイポーラで止血後切離する（図5-b）．上腕側についても内側上顆から約8cm中枢までの範囲で同様の操作を行う．鏡視の最中枢部でStruthersのアーケードによる神経絞扼がないかを確認し，存在すればそれも切離し除圧する．神経単純除圧術の場合は，この後に創内にドレーンを留置し閉創する．神経皮下前方移動術を施行する場合は，次に内側筋間中隔を直視下および鏡視下に切除し，尺骨神経を内側上顆の前方の前腕筋膜と皮下脂肪の間にできたスペースに移動させる．皮切前方の皮下脂肪を弁状に分離して内上顆に縫着し，肘伸展位での尺骨神経の神経溝への再還納を予防している．最後に鏡視下に出血，神経走行の急激なねじれや縫着した脂肪筋膜弁による神経絞扼がないことを確認する．創内にドレーンを留置した後に閉創し手術を終了する．術後約1〜2週間は肘関節90°屈曲，前腕回旋中間位で外固定を行っている．

C．自験例の術後成績（鏡視下神経皮下前方移動術について）

本法施行例25例における皮切長は17mmから30mmで平均24mm，手術時間は皮切開始時から閉創終了までの時間で30分〜1時間25分，平均45分であった．術後観察期間は平均12か月で，最終調査時の術後成績は赤堀の予後評価基準で優が14例，良が8例，可が3例，Messinaの予後評価ではexcellentが14例，goodが9例，fairが2例と症状の改善が得られていた．握力は健側比で術前47%から術後85%に，DASHスコアは術前平均26から術後平均10に，疼痛のVASは術前平均54から術後平均14と術前と比較して術後は有意に改善を認めた．

まとめ

鏡視下手術の利点は表層に存在する重要な組織を損傷せずに，深層に存在する組織の評価や処置を行うことが可能な点である．特に関節内部の処置を行う際に関節包や靭帯を損傷せずに鏡視下に拡大した視野で手術が施行できる利点は大きい．また，神経や血管を剥離する際に内視鏡を使用することで，皮切が小さく整容的に優れているばかりでなく，表層の皮神経などを筋膜上で挙上することにより，皮下組織に侵襲を加えないため，術

後の疼痛や知覚障害の発生予防の観点からも有用な選択肢であり，今後もその適応は拡大していくものと考える．しかしながら，不適切な内視鏡のポータル作成位置や内部からの限られた視野の問題から，内視鏡手術による術中・術後の合併症の報告[11][12]も散見される．関節鏡を含めた内視鏡手術を選択する場合は，皮切を加えて施行する一般的な手術以上に，その部位の深部組織の解剖学的特徴や，起こり得る合併症への注意，さらに重大な合併症を起こさないように鏡視で見えない部分を処置することのないように留意することが重要と考えている．

参考文献

1) Tsai, T. M., et al.：A new operative technique：cubital tunnel decompression with endoscope assistance. Hand Clin. **11**：71-80, 1995.
2) Van Buskirk, E. R., et al.：Endoscopic harvest of the latissimus dorsi muscle using the balloon dissection technique. Plast Reconstr Surg. **99**：899-903, 1997.
3) 中村俊康：【ブラッシュアップ！関節鏡視下手術テクニック】上肢　手関節鏡視下手術の適応と実際．MB Orthop. **27**(5)：82-88, 2014.
4) 面川庄平：【鏡視下手術最前線】(Part 1)手関節鏡手関節鏡手術の実際と課題．Bone Joint Nerve. **8**(4)：467-475, 2018.
5) 村田景一：【手関節尺側部痛をきたす疾患の診断と治療】TFCC 尺骨小窩部損傷に対する関節鏡援助下手術，関節外科，**36**(8)：874-880, 2017.

Summary　TFCC 尺骨小窩部断裂に対する関節鏡援助下手術の手技，結果が詳しく記載されている．
6) 中村俊康：【上肢のスポーツ外傷・障害 Up to date】三角線維軟骨複合体(TFCC)損傷．関節外科．**41**(12)：1377-1384, 2022.
7) Menth-Chiari, W. A., et al.：Arthroscopic debridement for the treatment of Kienbock's disease. Arthroscopy. **15**：12-19, 1999.

Summary　Kienböck 病に対する手関節鏡を用いた手術的治療を初めて報告した論文．
8) 吉良　務ほか：進行期 Kienböck 病に対する関節鏡視下月状骨摘出術．日手会誌．**32**：391-394, 2016.

Summary　進行期の Kienböck 病に対して鏡視下月状骨摘出を施行した case series で，比較的良好な短期成績が得られたことが報告されている．
9) 村田景一ほか：肘部管症候群に対する鏡視下尺骨神経皮下前方移動術．日手会誌．**30**：113-117, 2013.
10) 村田景一ほか：肘部管症候群に対する鏡視下尺骨神経皮下前方移動術の成績と合併症．日肘関節会誌．**21**：289-292, 2014.

Summary　肘部管症候群に対する内視鏡を使用した神経皮下前方移動術の手技，成績，合併症について詳細に記載されている．
11) Ahsan, Z. S., Yao, J.：Complications of wrist arthroscopy. Arthroscopy. **28**：855-859, 2012.
12) Beredjiklian, P. K., et al.：Complications of wrist arthroscopy. J Hand Surg Am. **29**：406-411, 2004.

PEPARS No.208：66-74, 2024

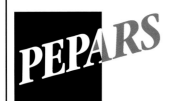

◆特集／得意を伸ばす手外科

手の先天異常を伸ばす
―知っておきたい最新知識―

齊藤　晋*

Key Words：先天異常（congenital anomalies），分類（classification），解剖学（anatomy），母指多指症（polydactyly of the thumb），形成異常（dysplasia）

Abstract 近年の発生学的および遺伝学的研究により，四肢の発達は異なる3つの座標軸（近位-遠位方向，橈側-尺側方向，背側-腹側方向）に沿って進行することが明らかとなった．そこで，手の先天異常を形態からではなく，発生学的視点から分類する方法が提案されている．この分類では，母指多指症，合指症，短指症，裂手，はすべて発生学的成長軸の分化異常の1種として扱われている．母指多指症の研究も発展している．母指多指症には母指球筋の低形成が合併するが，短母指外転筋および短母指屈筋の発達は，橈側母指の発達度にかかわらず，骨性分岐高位に依存する法則が報告された．この法則から，潜在的な母指球筋の低形成を予測することが可能である．皮膚の分岐高位と骨性分岐高位に挟まれる領域を「重複領域」と呼び，同じ重複領域を持つ母指多指症は，同様な解剖学的異常を持つことから，類似した変形を成す．「重複領域」の概念を導入することにより，腱鞘・腱の異常を予測することが可能となる．

はじめに

　手の先天異常の発症率は出生1,000人に1〜2人と低く，近年の少子化によって各施設における症例数は年々減少している．1人の形成外科医や整形外科医が手の先天異常を学ぶ機会は確実に減少している．本稿では手の先天異常を専門としていない医師を対象に，手の先天異常，特に母指多指症についての最新の知見について共有する．

OMT 分類
〜発生学や遺伝学とリンクした新しい分類法〜

1．なぜ生物学的根拠に基づいた分類法が必要なのか

　最も頻度の高い手の先天異常疾患は母指多指症であり，次に合指症が続く．その他の手の先天異常として，指欠損症や短（合）指症，母指形成不全症，橈側（尺側）列形成障害，裂手症，巨指症，三指節症，斜指症，先天性絞扼輪症候群，屈指症，握り母指症，強剛母指などがある．これらの疾患名からわかるように，手の先天異常の疾患名は疾患特異的な形態（外観）に由来していることが多い．一方で片方の母指が多指症で反対の母指が形成不全症を呈する症例や，裂手症に合指症が合併する症例があり，1つの病態に複数の疾患名が付くのも稀ではない．外科医にとっては，多指症や裂手症などの形態由来の疾患名は非常に理解しや

＊ Susumu SAITO, 〒606-8507　京都市左京区聖護院川原町54　京都大学大学院医学研究科形成外科学，准教授

すく，また患者に説明する際も容易である利点が
ある．しかしながら，理解が容易であるが故に治
療を単純に考えてしまう落とし穴もある．例え
ば，多指症なら「過剰な指」を切除すればよいと考
えがちであるが，母指球筋や骨格の低形成を見逃
して再建が不完全となり，術後変形を招く危険性
がある．もし母指多指症が母指形成不全症と親戚
のような疾患関係であるという概念を知っていれ
ば，「過剰な指」だけでなく，「不完全な骨格や軟部
組織」であることを想定し，適切な再建手術をす
ることができるだろう．したがって，手の先天異
常を形態ではなく生物学的病態から分類する試み
がされてきた．

2．Swanson 分類について

　1960 年代から 1970 年代にかけて Swanson,
Entin, Barsky, O'Rahilly によって Swanson 分類
が提唱された[1]．この分類は当時の発生学的知見
に基づき，四肢の先天異常を I．failure of forma-
tion of parts（形成障害），II．failure of differen-
tiation（separation）of parts（分化障害），III．
duplication（重複），IV．overgrowth（過成長），
V．undergrowth（低成長），VI．congenital con-
striction band syndrome（絞扼輪症候群），VII．
generalized skeletal abnormalities（全身的な骨格
異常）の 7 つのカテゴリに分類し，後にこの分類は
国際手の外科学会連合（IFSSH）公認となった．日
本手外科学会も IFSSH 分類を継承しつつ，III．
duplication（重複）の次項目として IV．abnormal
induction of digital rays（指列誘導障害）を導入し
た[2]．この導入は，日本の手先天異常学を牽引さ
れた荻野利彦先生の裂手症に関する知見を反映さ
せたものである[3]．

3．Oberg, Manske, Tonkin（OMT）分類につ
いて

　Swanson 分類は 50 年間 IFSSH 公認の分類法と
して使用されてきたが，遺伝学的および生物学的
研究を通じて上肢の発達について分子レベルでの
理解が深まるにつれて，Swanson 分類で説明でき
ない，または矛盾する事柄が明らかとなってき

た．例えば，母指多指症は III．duplication「重複」
という独立したカテゴリに属しているが，重複母
指には形成障害や筋異形成を伴うことは明らかで
あり，I．failure of formation of parts（形成障害）
と捉えることも可能である．2000 年代に入り四肢
の形成に関する発生学，遺伝学が進歩し，それら
を反映する分類法が Oberg, Manske, Tonkin らに
より提唱された．彼らの頭文字から OMT 分類と
呼ばれている[4]．この分類の根底を成す発生学的
概念は四肢形成のパターン化である．四肢の発達
は異なる 3 つの座標軸（近位-遠位方向，橈側-尺側
方向，背側-腹側方向）に沿って進行し，それぞれ
の進行は固有の信号センターから分泌される因子
によって制御されるという概念である．概要とし
ては，近位-遠位方向の発達（欠肢や欠指に関係す
る）は外胚葉性頂堤（Apical ectodermal ridge；
AER）から分泌される線維芽細胞成長因子によっ
て制御され，橈側-尺側方向の分化（橈側列形成障
害や尺側列形成障害，母指多指症などに関係す
る）は極性化活性帯（Zone of polarizing activity；
ZPA）から分泌される Sonic hedgehog シグナルに
より制御され，背側外胚葉からは WNT7A が分泌
されて手の掌側や背側の形成（腹側および背側
Dimelia などに関係する）が制御される，というも
のだ．OMT 分類は Swanson 分類に代わって
IFSSH 公認の上肢先天異常の分類システムとし
て採用された．OMT 分類は，4 つの大カテゴリ
（I．MALFORMATIONS，II．DEFORMA-
TIONS，III．DYSPLASIAS，IV．SYNDROMES
の 4 つの主要カテゴリに分類される（表 1）．橈側
列形成障害や母指多指症，合指症，短指症，裂手，
屈指症は I．MALFORMATIONS に含まれる．
先天性絞扼輪症候群は II．DEFORMATIONS に，
巨指症は III．DYSPLASIAS に含まれる．つまり，
形成外科でしばしば治療対象となる母指多指症，
合指症，短指症，裂手，はすべて発生学的成長軸
の分化異常の 1 種として扱われ，同一のカテゴリ
に属するようになったのである．

表 1. 手および上肢先天異常に対する OMT 分類

I. MALFORMATIONS

A. Abnormal axis formation/differentiation-entire upper limb	B. Abnormal axis formation/differentiation-hand plate

A. Abnormal axis formation/differentiation-entire upper limb

1. Proximal-distal axis
   - i. Brachymelia with brachydactyly
   - ii. Symbrachydactyly
     - a) Poland syndrome
     - b) Whole limb excluding Poland syndrome
   - iii. Transverse deficiency
     - a) Amelia
     - b) Clavicular/scapular
     - c) Humeral (above elbow)
     - d) Forearm (below elbow)
     - e) Wrist (carpals absent/at level of proximal carpals/at level of distal carpals) (with forearm/arm involvement)
     - f) Metacarpal (with forearm/arm involvement)
     - g) Phalangeal (proximal/middle/distal) (with forearm/arm involvement)
   - iv. Intersegmental deficiency
     - a) Proximal (humeral-rhizomelic)
     - b) Distal (forearm-mesomelic)
     - c) Total (Phocomelia)
   - v. Whole limb duplication/triplication
2. Radial-ulnar (anteroposterior) axis
   - i. Radial longitudinal deficiency-Thumb hypoplasia (with proximal limb involvement)
   - ii. Ulnar longitudinal deficiency
   - iii. Ulnar dimelia
   - iv. Radioulnar synostosis
   - v. Congenital dislocation of the radial head
   - vi. Humeroradial synostosis-Elbow ankyloses
3. Dorsal-ventral axis
   - i. Ventral dimelia
     - a) Furhmann/Al-Awadi/Raas-Rothschild syndromes
     - b) Nail Patella syndrome
   - ii. Absent/hypoplastic extensor/flexor muscles
4. Unspecified axis
   - i. Shoulder
     - a) Undescended (Sprengel)
     - b) Abnormal shoulder muscles
     - c) Not otherwise specified
   - ii. Arthrogryposis

B. Abnormal axis formation/differentiation-hand plate

1. Proximal-distal axis
   - i. Brachydactyly (no forearm/arm involvement)
   - ii. Symbrachydactyly (no forearm/arm involvement)
   - iii. Transverse deficiency (no forearm/arm involvement)
     - a) Wrist (carpals absent/at level of proximal carpals/at level of distal carpals)
     - b) Metacarpal
     - c) Phalangeal (proximal/middle/distal)
2. Radial-ulnar (anteroposterior) axis
   - i. Radial deficiency (thumb-no forearm/arm involvement)
   - ii. Ulnar deficiency (no forearm/arm involvement)
   - iii. Radial polydactyly
   - iv. Triphalangeal thumb
   - v. Ulnar dimelia (mirror hand-no forearm/arm involvement)
   - vi. Ulnar polydactyly
3. Dorsal-ventral axis
   - i. Dorsal dimelia (palmar nail)
   - ii. Ventral (palmar) dimelia (including hypoplastic/aplastic nail)
4. Unspecified axis
   - i. Soft tissue
     - a) Syndactyly
     - b) Camptodactyly
     - c) Thumb in palm deformity
     - d) Distal arthrogryposis
   - ii. Skeletal deficiency
     - a) Clinodactyly
     - b) Kirner's deformity
     - c) Synostosis/symphalangism (carpal/metacarpal/phalangeal)
   - iii. Complex
     - a) Complex syndactyly
     - b) Synpolydactyly-central
     - c) Cleft hand
     - d) Apert hand
     - e) Not otherwise specified

（文献 4 より引用）

表 1 のつづき．手および上肢先天異常に対する OMT 分類

Ⅱ．DEFORMATIONS	Ⅳ．SYNDROMES

Ⅱ．DEFORMATIONS

A．Constriction ring sequence
B．Trigger digits
C．Not otherwise specified

Ⅲ．DYSPLASIAS

A．Hypertrophy
　1．Whole limb
　　ⅰ．Hemihypertrophy
　　ⅱ．Aberrant flexor/extensor/intrinsic muscle
　2．Partial limb
　　ⅰ．Macrodactyly
　　ⅱ．Aberrant intrinsic muscles of hand
B．Tumorous conditions
　1．Vascular
　　ⅰ．Hemangioma
　　ⅱ．Malformation
　　ⅲ．Others
　2．Neurological
　　ⅰ．Neurofibromatosis
　　ⅱ．Others
　3．Connective tissue
　　ⅰ．Juvenile aponeurotic fibroma
　　ⅱ．Infantile digital fibroma
　　ⅲ．Others
　4．Skeletal
　　ⅰ．Osteochondromatosis
　　ⅱ．Enchondromatosis
　　ⅲ．Fibrous dysplasia
　　ⅳ．Epiphyseal abnormalities
　　ⅴ．Others

Ⅳ．SYNDROMES

A．Specified
　1．Apert
　2．Arthrogryposis
　3．Baller−Gerold
　4．Bardet−Biedl
　5．Brachmann−de Lange
　6．Carpenter
　7．Catel−Manzke
　8．Constriction band
　9．Crouzon
　10．Distal arthrogryposis
　11．Down
　12．Ectrodactyly−Ectodermal Dysplasia−Clefting
　13．Fanconi Pancytopenia
　14．Fuhrmann and Al−Awadi
　15．Goltz
　16．Gorlin
　17．Greig Cephalopolysyndactyly
　18．Hadju−Cheney
　19．Holt−Oram
　20．Larsen
　21．Leri−Weill Dyschondrosteosis
　22．Levy−Hollister
　23．Moebius sequence
　24．Multiple Synostoses
　25．Nager
　26．Nail−Patella
　27．Noonan
　28．Oculo−Auriculo−Vertebral spectrum (Goldenhar syndrome)
　29．Oculodentodigital
　30．Oral−Facial−Digital
　31．Oto−Palato−Digital
　32．Pallister−Hall
　33．Pfeiffer
　34．Poland sequence
　35．Proteus
　36．Roberts−SC Phocomelia
　37．Rothmund−Thomson
　38．Rubinstein−Taybi
　39．Saethre−Chotzen
　40．Thrombocytopenia Absent Radius
　41．Townes−Brock
　42．Tricho−Rhino−Phalangeal
　43．Ulnar−Mammary
　44．VACTERLS association
B．Others

（文献 4 より引用）

母指多指症の解剖学的異常を予測する新しい分類法

1．なぜ解剖学的異常を知ることが重要なのか

母指多指症の学問は1950年代にさかのぼる．当時，重複母指には機能的意義はなく，重複した母指を切除するのみで治療は十分であり，後遺症は残らないと考えられていた．そのため産婦人科医によって出生時に単純切除されることも珍しくなかった．しかしながら，単純切除を受けた多くの患者に母指の変形が生じたことから，1960年代には術後変形に対する修正手術が行われた．修正手術を行っても機能改善が得られにくい症例も多く，初回治療における解剖学的修復の重要性が唱えられるようになった[5]．1970年代から1980年代にかけて，短母指外転筋の停止異常や腱の走行異常，関節形態の異常などの解剖学的異常が発見され，それらを修正し生理的な機能を獲得する再建手技が報告されるようになった．例えば，以前カニ爪様と呼ばれた（日本手外科学会では，2022年よりカニ爪様を末節収束型と用語を変更した）Wassel Ⅳ型母指多指症に対しては，屈筋腱の停止部を末節骨の中央に移動する手技が提案された[6]．橈側・尺側母指が同じ大きさのWassel Ⅲ型では，橈側成分を切除し尺側成分を残すと末節骨が橈側へ傾く変形を生じやすいため，橈側成分の基節骨の土台を残して関節を安定化させる手法が報告された[7]．このような再建手技の普及によって1960年代に見られた術後変形は著減した．一方，今日においても術後に変形を残す症例がある．例えば，中手骨型母指多指症の術後には，しばしば中手指節骨間関節（MCP関節）の関節不安定性が遺残する．またWassel Ⅳ型末節収束型の術後には骨軸不整が遺残しやすいが，Wassel Ⅳ型末節収束型の形態は多様であり，どのタイプに矯正骨切りや腱の正中化，腱鞘の再建を適応すべきか，その判断基準に関するエビデンスが不足していた．これらの問題の解決には，母指多指症の形態を分類し，特徴的な形態から解剖学的異常を予測

するシステムを構築する必要があった．

2．母指多指症における母指球筋の低形成について

Wassel Ⅳ型母指多指症の手術において，橈側母指成分の短母指外転筋を尺側母指の基節骨または伸筋腱機構に再縫着させる手技は一般的であるが，術中に詳細に筋を観察すると2つの筋腹を認めることが多い．これらは長母指屈筋腱の掌側に位置していることから，解剖学的には橈側の筋腹は短母指外転筋，尺側の筋腹は短母指屈筋浅頭であると解釈が可能である．これらの筋群のうち，特に短母指外転筋は常に橈側母指成分に停止する．短母指屈筋浅頭については尺側母指の基節骨橈側に停止するもの，橈側母指と尺側母指の両方に停止するものがある．筆者ら[8]は，短母指外転筋および短母指屈筋の発達が橈側母指の分岐高位に依存することを明らかにした（図1）．つまり，Wassel Ⅴ型のうち中手骨近位で分岐するタイプや，Wassel Ⅵ型においては，短母指外転筋が小さく，MCP関節を超えて基節骨の高位まで移行することが困難となる．短母指外転筋および短母指屈筋の局在が橈側成分の分岐高位に依存する原則は，橈側母指が低形成な場合でも成立する．驚くべきことに，副耳のような極めて小さな橈側母指を持つ多指症においても，短母指外転筋は橈側母指の基部に停止するように存在する．橈側母指が中手骨レベルから発生していれば，筋は低形成となる．逆に橈側母指がMCP関節よりも遠位から発生していれば，筋の形成は良好である．

3．重複領域の概念～母指多指症における腱鞘の異常について～

Wassel Ⅳ型末節収束型母指多指症に腱鞘の異常を合併することはよく知られている[9]．橈側母指成分と尺側母指成分が癒合する領域では腱鞘が共有され，2つの基節骨間に幅広い腱鞘が存在する．その幅広な腱鞘内で長母指屈筋腱がY字型に分岐する．分岐した腱はそれぞれの母指の骨中心軸から偏位して走行するため，関節偏位を生じる原因となる．このような症例では腱鞘を再建し，

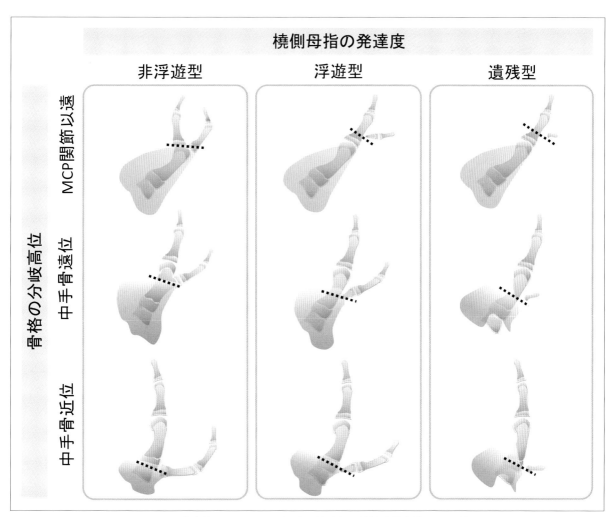

図 1. 母指多指症における母指球の低形成と骨性分岐高位との関係図
点線は骨性分岐高位を示す.

（文献 8 より改変して引用）

腱の走行を骨の中心軸上に移動させる必要がある. 長母指屈筋腱が遠位で分岐する症例では, 末節骨の停止部も偏位しているため, 停止部を末節骨基部掌側の正中部に移動させる必要がある.

正しく長母指屈筋腱の正中化を行う上で, 腱鞘の異常や停止部の異常, 長母指屈筋腱の走行異常を術前に予測できることが望ましい. しかしながら, 母指多指症の形態は多様であり, 軟部組織異常も多様に見える. ここで橈側母指と尺側母指の癒合部に注目してみる. 癒合部で腱鞘の共有が生じるため, 癒合する範囲が同じであるならば, そこに含まれる軟部組織の異常も類似する. 橈側母指と尺側母指の形成度のバランスが同じである場合, 同じ癒合範囲を有する母指多指症の形態は類似した形態を成す. では癒合範囲とはどこを指すのであろうか. 癒合範囲は, 遠位端は皮膚が分岐する(合指の最も遠位の)レベル, 近位端は骨格の分岐部と考えることができる. 筆者ら[10]この領域を「重複領域(Duplication range)」と定義し, 2つのレベルを結んで(皮膚のレベル–骨性分岐レベル)と表現した. レベル分けは Wassel 分類に準じて 1(末節中央), 2(IP 関節), 3(基節骨中央), 4(MCP 関節), 5(中手骨中央), 6(CMC 関節)とするが, 中間レベルを追加で設置し, 例えば 1 と 2

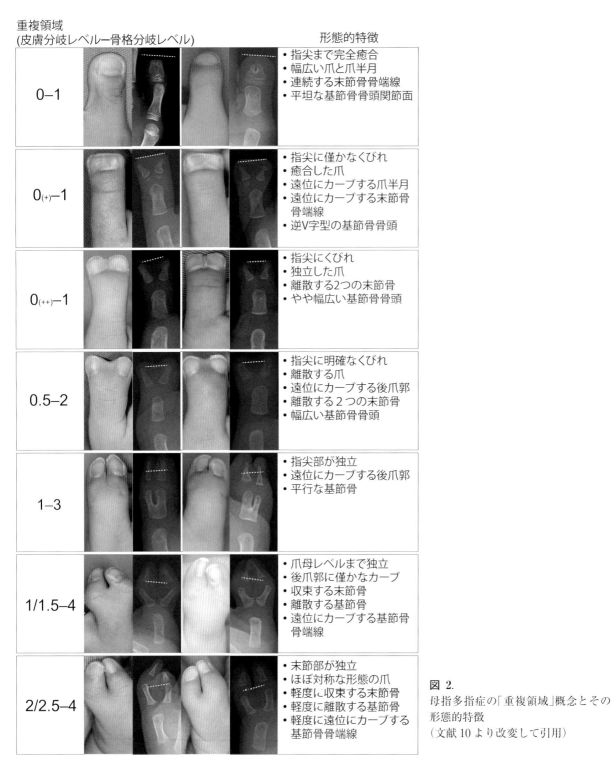

重複領域 (皮膚分岐レベル—骨格分岐レベル)		形態的特徴
0–1		• 指尖まで完全癒合 • 幅広い爪と爪半月 • 連続する末節骨骨端線 • 平坦な基節骨骨頭関節面
0(+)–1		• 指尖に僅かなくびれ • 癒合した爪 • 遠位にカーブする爪半月 • 遠位にカーブする末節骨 　骨端線 • 逆V字型の基節骨骨頭
0(++)–1		• 指尖にくびれ • 独立した爪 • 離散する2つの末節骨 • やや幅広い基節骨骨頭
0.5–2		• 指尖に明確なくびれ • 離散する爪 • 遠位にカーブする後爪郭 • 離散する2つの末節骨 • 幅広い基節骨骨頭
1–3		• 指尖部が独立 • 遠位にカーブする後爪郭 • 平行な基節骨
1/1.5–4		• 爪母レベルまで独立 • 後爪郭に僅かなカーブ • 収束する末節骨 • 離散する基節骨 • 遠位にカーブする基節骨 　骨端線
2/2.5–4		• 末節部が独立 • ほぼ対称な形態の爪 • 軽度に収束する末節骨 • 軽度に離散する基節骨 • 軽度に遠位にカーブする 　基節骨骨端線

図 2.
母指多指症の「重複領域」概念とその
形態的特徴
（文献 10 より改変して引用）

の中間は 1.5 とする．この重複領域の概念を導入すれば，母指多指症の形態的特徴を整然と理解することができる（図 2）．例えば，重複領域 3-4，4-4 や 4-5 では中手骨骨頭は幅広，または二瘤状となり，MCP 関節にて橈側母指は橈側偏位し，尺側成分は尺側偏位する．この形態的特徴が生まれるメカニズムについては，重複領域に含まれる腱鞘と含まれない腱鞘を考えることにより理解することができる．A1 腱鞘は重複領域に含まれるため幅広となる．一方，A2 腱鞘は重複領域から外れ

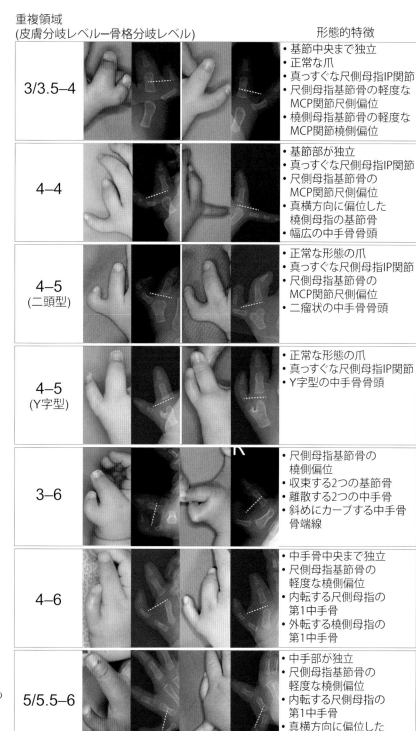

重複領域
(皮膚分岐レベルー骨格分岐レベル)　　　　　　　　　形態的特徴

重複領域	形態的特徴
3/3.5–4	• 基節中央まで独立 • 正常な爪 • 真っすぐな尺側母指IP関節 • 尺側母指基節骨の軽度なMCP関節尺側偏位 • 橈側母指基節骨の軽度なMCP関節橈側偏位
4–4	• 基節部が独立 • 真っすぐな尺側母指IP関節 • 尺側母指基節骨のMCP関節尺側偏位 • 真横方向に偏位した橈側母指の基節骨 • 幅広の中手骨骨頭
4–5 (二頭型)	• 正常な形態の爪 • 真っすぐな尺側母指IP関節 • 尺側母指基節骨のMCP関節尺側偏位 • 二瘤状の中手骨骨頭
4–5 (Y字型)	• 正常な形態の爪 • 真っすぐな尺側母指IP関節 • Y字型の中手骨骨頭
3–6	• 尺側母指基節骨の橈側偏位 • 収束する2つの基節骨 • 離散する2つの中手骨 • 斜めにカーブする中手骨骨端線
4–6	• 中手骨中央まで独立 • 尺側母指基節骨の軽度な橈側偏位 • 内転する尺側母指の第1中手骨 • 外転する橈側母指の第1中手骨
5/5.5–6	• 中手部が独立 • 尺側母指基節骨の軽度な橈側偏位 • 内転する尺側母指の第1中手骨 • 真横方向に偏位した橈側母指の第1中手骨

図 2 の続き.
母指多指症の「重複領域」概念とその
形態的特徴
(文献 10 より改変して引用)

るため，独立する．長母指屈筋腱は幅広の A1 腱鞘の中で分岐する．A2 腱鞘は独立しているため，長母指屈筋腱は IP 関節の中央を走行する．短母指外転筋は橈側母指に停止し，母指内転筋は尺側母指に停止する．実際には重複領域 3-4 でも長母指屈筋腱の停止部の偏位が存在することから，実際の軟部組織異常は重複領域を超えて存在すると考えるのが妥当である．重複領域 3-6 の MCP 関節の橈側偏位（尺側不安定性）も腱鞘の共有と長母指屈筋腱の異常走行で説明が可能である[11]．さら

に，橈側母指と尺側母指の形成度のバランスも長母指屈筋腱の走行異常と関係する．橈側母指成分が低形成である程，尺側母指内の腱鞘や長母指屈筋腱は正常の位置に近づく．橈側母指が浮遊型の母指多指症でも長母指屈筋腱の走行異常を合併する[12]ことから，橈側母指が小さな多指症でも重複領域を考慮し，腱鞘の異常や腱の走行異常を疑って手術に臨む必要がある．

これまで多種に見えていた母指多指症であるが，骨性分岐レベル，皮膚合指レベル，そして橈尺母指間の形成度のバランスの3つの要素を考えることによって，母指球筋の発達や腱鞘の異常などの潜在的な解剖学的異常を把握することができる．これらの新しい概念は適切な治療計画の立案に役立つと考えられる．

参考文献

1) Swanson, A. B. : Classification of congenital upper limb anomalies : towards improved communication, diagnosis, and discovery. J Hand Surg Am. **1**(1) : 8-22, 1976.
2) Iba, K., et al. : Congenital hand committee of Japanese Society for Surgery of the Hand. The Classification of Swanson for Congenital Anomalies of Upper Limb Modified by the Japanese Society for Surgery of the Hand(JSSH). Hand Surg. **20**(2) : 237-250, 2015.
3) Ogino, T. : Clinical features and teratogenic mechanisms of congenital absence of digits. Dev Growth Differ. **49**(6) : 523-531, 2007.
4) Oberg, K. S. : Classification of congenital upper limb anomalies : towards improved communication, diagnosis, and discovery. J Hand Surg Eur Vol. **44**(1) : 4-14, 2019.
5) Kawabata, H., et al. : Revision of residual deformities after operations for duplication of the thumb. J Bone Joint Surg Am. **72**(7) : 988-998, 1990.
6) Lee, C. C., et al. : Correction of Wassel type Ⅳ thumb duplication with zigzag deformity : results of a new method of flexor pollicis longus tendon relocation. J Hand Surg Eur Vol. **38**(3) : 272-280, 2013.
7) Horii, E., et al. : Reconstruction for Wassel type Ⅲ radial polydactyly with two digits equal in size. J Hand Surg Am. **34**(10) : 1802-1807, 2009.
8) Saito, S., et al. : Thenar dysplasia in radial polydactyly depends on the level of bifurcation. Plast Reconstr Surg. **141** : 85e-90e, 2018.
9) He, B., et al. : The anatomy of Wassel type Ⅳ-D thumb duplication. J Hand Surg Eur Vol. **42** : 516-522, 2017.
10) Saito, S., et al. : Use of the duplication range concept for understanding morphology and predicting prognosis in thumb polydactyly. J Hand Surg Eur Vol. **48**(1) : 10-19, 2023.
11) Saito, S., et al. : Soft tissue abnormalities in Wassel Type Ⅵ radial polydactyly : a detailed anatomical study. J Hand Surg Eur Vol. **46** : 352-359, 2021.
12) Saito, S., Morimoto, N. : Interphalangeal joint deviation in floating-type radial polydactyly with malalignment of the flexor pollicis longus tendon : a case report. J Hand Surg Eur Vol. **46** : 556-558, 2021.

PEPARS No.208：75-87，2024

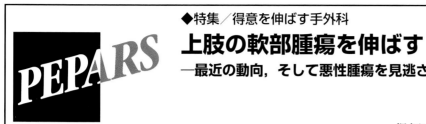

◆特集／得意を伸ばす手外科

上肢の軟部腫瘍を伸ばす
―最近の動向，そして悪性腫瘍を見逃さないために―

保坂正美[*1]　鈴木一史[*2]

Key Words：軟部腫瘍（soft tissue tumor），肉腫（sarcoma），鑑別診断（differential diagnosis），手外科（hand surgery）

Abstract　　軟部腫瘍は日常診療で多く遭遇する疾患であり良性が多い．原発性悪性軟部腫瘍（軟部肉腫）は希少ではあるが，若年発生が比較的多く，臨床経過が長かったり，症状が他疾患（炎症，血腫など）との鑑別が困難な場合も少なくない．手外科領域の軟部腫瘍は他部位より悪性の頻度がさらに低いことから，画像検査を行わず，臨床所見のみで摘出術が行われ，悪性と病理診断され腫瘍専門医へ紹介されることもしばしば見られる．無計画切除ののち追加手術が行われた場合，他部位よりも機能障害の可能性が高くなることを十分に考慮した上，慎重な対応が望まれる．軟部腫瘍の診療に際し，ありふれた良性疾患にしばらず，悪性疾患を念頭に置き，小さい腫瘍であっても画像検査・病理検査を躊躇せず行い，腫瘍専門医との連絡を密に診療を進めていただきたい．最近の軟部腫瘍診療の動向について述べる．

軟部腫瘍とは

　軟部腫瘍とは，体を支える組織のうち骨・軟骨以外の軟らかな組織である軟部組織（脂肪，筋肉，腱，腱鞘，末梢神経，血管など）に発生する腫瘍である．「あなたの疾患は軟部腫瘍の1種です」と患者さんにお話ししてもわかりにくいので，筆者自身は外来診療の際，自分の右前腕から手を患者さんに示し，筋・腱・血管（静脈）・皮下脂肪の部位を見ていただき，「皮膚と骨・軟骨以外の部位が軟部組織にほぼ含まれ，そこにできるのが軟部腫瘍です」と説明している（図1）．

*1 Masami HOSAKA，〒981-1293　名取市愛島塩手字野田山47-1　宮城県立がんセンター整形外科/同センター，副院長
*2 Katsushi SUZUKI，同センター整形外科，診療科長

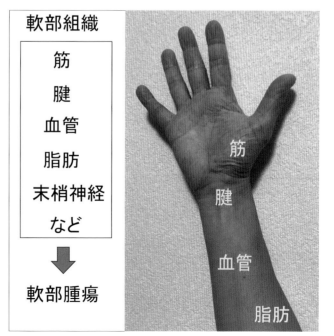

図 1．軟部腫瘍とは

表 1. 軟部腫瘍の部位別発生頻度(%)

(全国軟部腫瘍登録(2006〜2015))

発生部位	全軟部腫瘍 (47,286 例)	悪 性 (14,363 例)	中間群 (1,755 例)	良 性 (31,168 例)
頭頸部	5.2	2.7	8	6.1
胸壁・腹壁	5.1	5.8	21.6	3.8
背部・腰部	9.0	6.0	11.9	10.2
肩・腋窩	7.8	4.4	7.6	9.3
上腕	6.9	5.2	4.8	7.7
肘	2.3	1.3	1.4	2.8
前腕	4.8	3.9	2.7	5.2
手・手関節	9.4	1.4	4.6	13.3
後腹膜	3.0	5.8	2.3	1.7
殿部	4.3	6.3	5.4	3.2
鼠径部	1.5	2.8	1.8	0.8
大腿	20.3	38.0	11.8	12.5
膝	6.1	3.7	2.8	7.3
下腿	7.1	8.5	5.0	6.5
足・足関節	7.1	2.1	6.3	9.4
その他	0.1	2.1	2.0	0.2
計	100	100	100	100

(文献 1 より引用)

良性軟部腫瘍は頻度が高いが，悪性原発性軟部腫瘍(肉腫)は稀で，代表的な希少がんである[1]．希少がんとは，「罹患率(発生率)が人口 10 万人あたり 6 例未満で，かつ，数が少ないため診療・受療上の課題が他のがん種に比べて大きいがん種」と定義されている[2]．良性軟部腫瘍として新たに病院を受診する患者は人口 100 万人あたり年間 3,000 例を超えるが，悪性軟部腫瘍は人口 100 万人あたり年間 40 例程度とされており，極めて少ない[3]．

軟部腫瘍の疫学

男女比は 2015 年度全国軟部腫瘍登録一覧表(以下登録一覧表)によると，2006 年〜2015 年の 10 年間に登録された軟部腫瘍 47,852 例中，男性 22,843 例(47.7%)，女性 25,009 例(52.3%)と女性がやや多い[4]．発症年齢は腫瘍により異なるが，登録一覧表では年齢平均値 53.5 歳(中央値 57 歳)である．年齢中央値で若年(20〜30代)に多いもの

としては，良性が血管腫，結節性筋膜炎，悪性が胞巣状軟部肉腫，骨外性ユーイング肉腫，横紋筋肉腫，類上皮肉腫，滑膜肉腫であり，悪性腫瘍は若年発生が多いことが特徴である[4]．発生部位は全軟部腫瘍では大腿(20.3%)，手・手関節(9.4%)，背部・腰部(9.0%)，肩・腋窩(7.8%)の順に多く，良性腫瘍は手・手関節(13.3%)，大腿(12.5%)，背部・腰部(10.2%)，悪性腫瘍では大腿(38.0%)が特に多く，ついで下腿(8.5%)と下肢に多く，上肢，特に手・手関節は少ない(1.4%)[1][4](表 1)．大きさは，悪性軟部腫瘍の長径の平均値は 10.1 cm(中央値 8.5 cm)で長径 5 cm 以上が 81% を占めるが，悪性腫瘍でもほぼ 2 割は長径 5 cm 未満と小さいことを銘記すべきである[1]．組織型においては，良性腫瘍では脂肪腫，神経鞘腫，血管腫，腱滑膜巨細胞腫，線維腫が，中間群腫瘍ではデスモイド型線維腫症，隆起性皮膚線維肉腫，孤立性線維性腫瘍など，悪性では脂肪肉腫，未分化多形肉腫(UPS，以前は悪性線維性組織球腫:MFH)，粘

表 2. 軟部腫瘍の組織型

表 2. 軟部腫瘍の組織型

（全国軟部腫瘍登録(2006～2015)）

	良　性			中間群			悪　性	
1	脂肪腫	11,222	1	デスモイド型線維腫症	928	1	脂肪肉腫	4,868
2	神経鞘腫	5,893	2	隆起性皮膚線維肉腫	242	2	未分化多形肉腫	2,584
3	血管腫	3,505	3	孤立性線維性腫瘍	237	3	粘液線維肉腫	959
4	腱滑膜巨細胞腫	2,196	4	Dupuytren 型線維腫症	104	4	平滑筋肉腫	944
5	線維腫	1,061	5	炎症性筋線維芽細胞腫瘍	44	5	滑膜肉腫	690
6	弾性線維腫	509	6	血管内皮腫	41	6	悪性末梢神経鞘腫瘍	567
7	平滑筋腫	492	7	類血管腫線維性組織球腫	17	7	横紋筋肉腫	346
8	神経線維腫	491	8	乳児線維腫症	13	8	線維肉腫	250
9	結節性筋膜炎	478	9	低悪性度軟部巨細胞腫	11	9	骨外性 Ewing 肉腫	230
10	粘液腫	461	10	化骨性線維粘液性腫瘍	8	10	骨外性粘液型軟骨肉腫	200
	その他	807		その他	12	11	類上皮肉腫	174
						12	低悪性度線維粘液性肉腫	168
						13	血管肉腫	142
						14	胞巣状軟部肉腫	128
						15	明細胞肉腫	115
							その他	243

下線は手・手関節に多く発生する組織型

（文献 1，4 より引用）

液線維肉腫，平滑筋肉腫，滑膜肉腫が上位を占めている．悪性腫瘍は，頻度は少ないものの，種類が非常に多いことが特徴である[4]（表 2）.

軟部腫瘍の病理分類

軟部腫瘍の病理分類は WHO 分類が基本である．腫瘍の分化傾向を基本とした分類となっており，悪性度については，良性(benign)，中間群(intermediate)，悪性(malignant)の 3 項目に分けられている[1)5)]．また，新たな分類として，ユーイング肉腫に代表される未分化小円形細胞腫瘍（骨・軟部発生）の項目が追加され，ユーイング肉腫の他に，いわゆるユーイング様肉腫（① EWSR1-nonETS 融合遺伝子を有する肉腫，② CIC 肉腫，③ BCOR 関連肉腫）をまとめて 1 つの項目とされたことが特記される[5)6)]．病理診断において，免疫組織化学や，遺伝子変異の有無などの確認が必要な腫瘍が増え，細密化されているが，基本的には病理形態学的な診断が重要と思われる．最終的な診断確定にあたっては，臨床診断，画像診断を加味し，病理医，画像診断医（放射線診断医），臨床医の三者の協働による総合的な診断(Jaffe's trian-

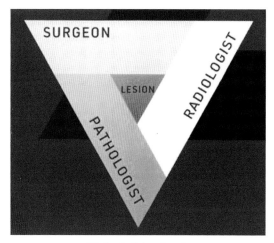

図 2. Jaffe's triangle
（第 56 回日本整形外科学会骨・軟部腫瘍学術集会(2023)ポスターより．西田　淳会長のご厚意による）

gle)が極めて重要とされる[7)]（図 2）.

診　断

診断において，臨床診断（病歴，年齢，発生部位，臨床症状），画像診断により良性腫瘍疑い，中間群腫瘍疑い，悪性腫瘍疑いとまず大まかに診断

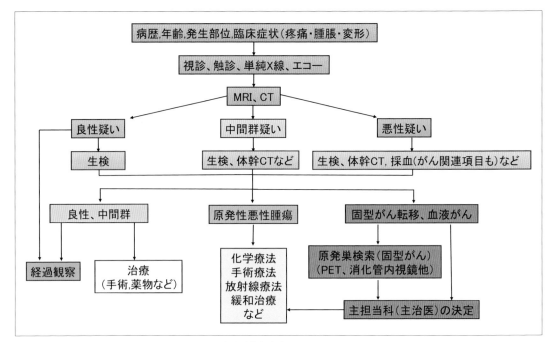

図 3. 軟部腫瘍診療フローチャート

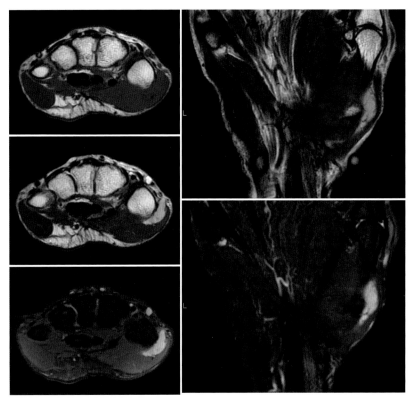

図 4.

滑膜肉腫(右手). 前医術前 MRI

30 代, 女性. 10 年前, 右母指基部の疼痛・腫脹を自覚した. 他医 ① で腱鞘炎と診断された.

2 年前, 症状が増悪し, 他医 ② でステロイド注射が行われたが効果なし. 1 年前, 他医 ③ で腱鞘炎として湿布, マッサージが行われた. 1 か月前, 他医 ④(前医)で摘出術が行われ, 滑膜肉腫との病理診断となり紹介された. MRI で残存病巣が確認されなかったが, 切除縁が不十分の可能性があったため, 照射(60 Gy)を行った. 現在再発転移は明らかでない.

  a：水平断 T1 強調像
  b：T2 強調像
  c：T1 脂肪抑制造影像
  d：冠状断 T2 強調像
  e：T2 脂肪抑制像. 23×16×4 mm

し, 必要に応じ生検による病理診断を行い, 治療方針を決める. 診療の流れをフローチャートに示す[8](図 3).

1. 臨床診断

問診上の重要なポイントは主に発症の仕方と痛みの有無である[9)10]. 良性は数年単位, 悪性は月単位の経過が多いが, 年単位の長期経過をたどる悪性腫瘍(滑膜肉腫, 類上皮肉腫など)もある(図 4). また, 良性腫瘍(神経鞘腫, 血管腫など)でも出血を契機に急速に大きくなることがある. 突然出現

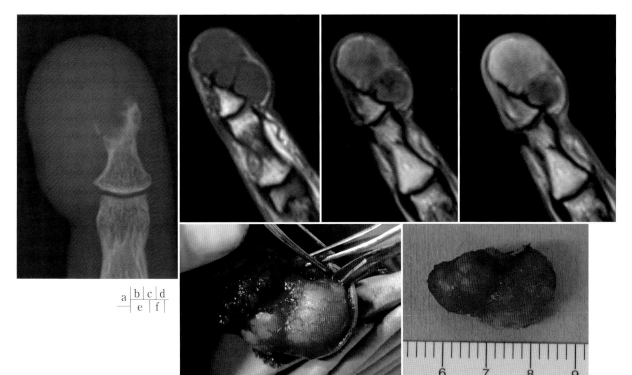

図 5. Scalloping（superficial acral fibromyxoma）
50 代，男性．10 年前より左示指末節部に腫脹があり徐々に拡大，針生検で superficial
acral fibromyxoma（良性），辺縁切除
　　　a：単純 X 線像　　　　　　b：MRI 冠状断 T1 強調像　　c：T2 強調像
　　　d：T1 脂肪抑制造影像　　　e：辺縁切除術　　　　　　f：摘出腫瘍

し，数日から数週で大きくなった腫瘍について
は，結節性筋膜炎，骨化性筋炎の他，感染（膿瘍）
や血腫も念頭に置く[11]．疼痛を特徴とする軟部腫
瘍としては，良性では血管腫，グロムス腫瘍，血
管平滑筋腫，神経鞘腫などが挙げられ，神経鞘腫
は神経の支配領域に一致した放散痛（Tinel 様徴
候）が特徴的である．指尖部の疼痛を訴える場合，
グロムス腫瘍の可能性が高いとされる[12]．皮下の
囊胞性病変については，ペンライトなどで腫瘤部
の透光性を確認する，いわゆる「light test」が有用
である[13]．

2．検査所見
　軟部腫瘍全般において，血液・生化学検査で特
異的な値を示すことは少ない．白血球数，CRP の
高値は炎症性腫瘍との鑑別に有用ではあるが，
ユーイング肉腫，未分化多形肉腫（UPS）でも高値
を示すことがある．各腫瘍マーカーは原発性軟部
悪性腫瘍において，類上皮肉腫に対する CA125 高

値以外はあまり知られていない[14]．

3．画像診断
　単純 X 線は軟部腫瘍においては軽視される傾
向があるが，骨に接している腫瘍（腱滑膜巨細胞
腫や神経鞘腫など）や炎症（痛風結節など）による
骨浸食像（scalloping），関節中心の骨欠損像，血管
腫（海綿状）内部の静脈石，脂肪系腫瘍の透過性亢
進など，有用な情報が少なくない（図 5, 6）．質的
評価においては MRI は情報量が多く重要であり，
基本的には造影を行う．腎機能低下時は，eGFR30
以上であれば一般には造影は可能とされる[8)15)]．
MRI については，非特異的な画像所見を呈する場
合が多いが，脂肪性腫瘍（脂肪腫，異型脂肪腫様腫
瘍/高分化型脂肪肉腫（ALT/WDLS））（図 7），血
管腫/血管奇形，良性末梢神経腫瘍（神経鞘腫，神
経線維腫），ガングリオンは特徴的所見を呈する
ことが多い．当科では悪性が疑われる場合，全身
検索として頸部から足関節までの造影 CT をルー

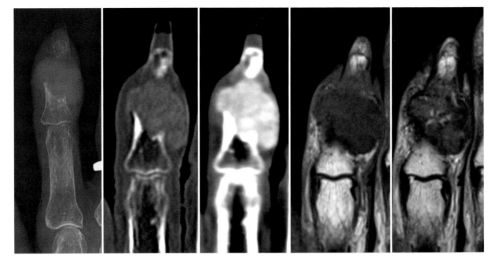

a|b|c|d|e

図 6. 関節部の骨欠損像(痛風)
100 歳, 女性. 右示指 DIP 関節を中心に腫脹があり, 針生検で尿酸ナトリウム結晶を確認,
その後自壊したが外来処置で治癒した.
a：単純 X 線像　　　　　　b：CT, MPR 像冠状断骨条件(単純)　　　c：軟部条件(造影像)
d：MRI 冠状断 T1 強調像　　e：T2 強調像

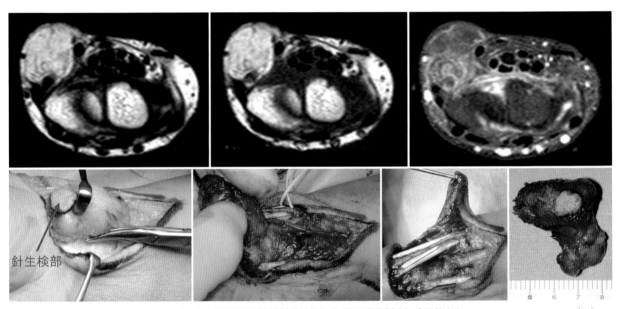

針生検部

図 7. 異形脂肪腫様腫瘍/高分化型脂肪肉腫(右手関節部)

a|b|c
d|e|f|g

50 代, 女性. 右手関節橈側掌側発生, MRI で内部が淡く造影される. 針生検で異型脂肪腫様腫
瘍/高分化型脂肪肉腫を疑い, 針生検創周囲の皮膚と腱鞘を腫瘍とともに切除, 最終病理診断は
異型脂肪腫様腫瘍/高分化型脂肪肉腫だった.
a：MRI 水平断 T1 強調像　　b：T2 強調像　　c：T1 脂肪抑制造影像
d：表層の展開　　　　　　　e：血管剝離後　　f：腫瘍摘出後　　　　　g：摘出腫瘍

チンに行う. 頸部と下肢を撮像範囲に加えること
により, 頸部臓器(頸椎, 甲状腺, リンパ節など)
や下肢の骨転移など有用な情報が得られる. 肉腫
の遠隔転移は, 通常, 肺, 骨, リンパ節であるが,
胞巣状軟部肉腫(ASPS)については脳転移の頻度

が高いため, 脳 MRI を検討する.

4. 病理診断

　軟部腫瘍は骨腫瘍より画像診断における特異性
が低いため, 病理診断は特に重要である. 生検は
当科では基本的に経皮針生検であるが, 生検の影

表 3. 主な組織型における臨床像・画像・病理像の特徴

組織型	臨床像	画像	病理像
粉瘤	皮膚と癒着, pin hall, しばしば感染	MRI：被膜のみ造影	被膜は扁平上皮
脂肪腫	多房性, 拡大傾向が少ない	MRI：T1 脂肪抑制造影像で造影されない	血管や線維性組織は少ない
神経鞘腫	圧痛, Tinel 様徴候	MRI：target sign, splitted fat sign, 月面サイン(月面様の不均一な像), 中心部が造影強い	Antoni A(中心), B(辺縁) 嚢胞, 出血をしばしば伴う
血管腫/動静脈奇形	痛みや腫脹が変動	X 線・CT：静脈石(円形の小石灰化像)	様々な血管増生, 石灰化など
グロムス腫瘍	指趾, 特に爪下に好発	MRI：：T1 低, T2 高信号で強い造影効果	グロムス細胞と周囲血管
ガングリオン	関節近傍や腱鞘周囲発生, light test	関節包や腱鞘との連続性	嚢胞壁は線維性で滑膜なし
腱滑膜巨細胞腫	中高年女性	X 線・CT：scalloping MRI：多房性, 腱鞘と連続	破骨細胞様多核巨細胞
骨化性筋炎	外傷との関連は 70%程度	X 線・CT：辺縁部中心の骨化, 初期は骨化は不明瞭	zoning phenomenon
結節性筋膜炎	上肢(特に前腕)好発, 2～4 か月の経過, 痛みを伴い多くは 2 cm 以下	MRI：：筋膜と連続し, 辺縁不明瞭なことが多い, reversed target sign	しばしば異型を伴い悪性腫瘍との判別が困難
デスモイド(類腱腫)	若年から中年女性, 女性ホルモンに影響(妊娠時にしばしば変化)	US：しばしば acousotic shadow 陽性, MRI：辺縁不明瞭, 造影効果は多彩	ホルモンレセプター(エストロゲンなど)
異型脂肪腫様腫瘍/高分化型脂肪肉腫	多くは深部(筋膜下)に好発, 徐々に拡大, 疼痛は通常なし	MRI：内部の線維性隔壁や周囲が造影される	小血管の増生, 異型細胞, 多くは MDM2・CDK4 陽性
滑膜肉腫	しばしば長い経過(5～10 年もある)	MRI：血行は豊富, 周囲反応層, 嚢胞性変化, 出血がしばしばみられる, しばしば石灰化(骨化)	二相・単相性, 上皮系マーカー陽性, 融合遺伝子(SSX)
明細胞肉腫	腱周囲にしばしば好発, 長期経過	しばしばメラニン含み MRI で T1 高信号, T2 低信号	メラニン, EWSR
類上皮肉腫	多くにリンパ節転移を伴う	MRI：辺縁は不明瞭	上皮系マーカー陽性
未分化多形肉腫(UPS)	中高年, 炎症を伴うことがしばしば	MRI：周囲反応層を伴うことがしばしば, 内部壊死	Storiform pattern

響(出血や腫瘍播種)により, その後の治療(特に手術)に大きく影響するため, 悪性腫瘍の可能性が高い場合, 生検を行わず紹介していただいている. 採取した組織は, 組織診断, 細胞診に提出するが, リンパ腫の可能性があれば, リンパ腫の診断に特化した READ システムにも検体を提出している[16]. また感染が疑われれば, 一般細菌, 真菌, 抗酸菌検査にも提出する. 病理診断の申し込み伝票には, 臨床経過・当科初診日・画像所見・臨床診断(鑑別診断も)・関連する既往歴や検査所見含め, 簡潔に記載するのが望ましい. 病理診断と臨床像が乖離する場合は, 病理医, 放射線診断医を交え, 再検討し, 必要あれば再生検や病理コンサルテーションも考慮する[17]. 病理診断は基本的には病理形態学的の診断であるが, 近年は免疫組織化学や遺伝子診断(ユーイング肉腫, 滑膜肉腫など)により, より詳細な診断が可能となっている(表 3).

治　療

1. 手　術

軟部腫瘍において, 良性, 悪性問わず, 治療の中心は手術である. 悪性度によって切除範囲(切除縁：surgical margin)が異なり, 良性の場合は辺縁切除縁(marginal margin)が, 中間群の一部や悪性の場合は周囲健常組織を含めた広範切除縁(wide margin)が基本である. 組織型や組織学的悪性度(低悪性：Grade 1, 高悪性：Grade 2, 3)により, 切除範囲が異なる. 腫瘍切除後の再建については, 皮膚欠損部の形成外科的再建(植皮, 局所

表 4. 軟部悪性腫瘍の Stage 分類（AJCC 第 8 版）

病　期	腫瘍のサイズ**	リンパ節転移	遠隔転移	組織学的悪性度***
Ⅰ A	T1	N0	M0	G1, GX
Ⅰ B	T2, T3, T4	N0	M0	G1, GX
Ⅱ	T1	N0	M0	G2, G3
Ⅲ A	T2	N0	M0	G2, G3
Ⅲ B	T3, T4	N0	M0	G2, G3
Ⅲ B or Ⅳ*	Any T	N1	M0	Any G
Ⅳ	Any T	Any N	M1	Any G

*体幹と四肢ではⅣ，後腹膜ではⅢ B に分類
**T1：tumor≦5 cm，T2：5 cm＜tumor≦10 cm，T3：10 cm＜tumor≦15 cm，
T4：15 cm＜tumor
***FNCLCC 分類（G1：低悪性，G2，3：高悪性）
StageⅢ（長径 5 cm を超えた高悪性度肉腫）以上が化学療法の一般的適応である

皮弁，有茎あるいは遊離皮弁）の他，各臓器（骨，血管，神経，腹壁，胸壁，横隔膜など）の再建が各専門診療科により行われる．

2．薬物治療

高悪性度軟部腫瘍で 5 cm を越える症例（StageⅢ，AJCC 第 8 版）については術前後あるいは術前，術後いずれかの補助化学療法を併用した局所療法（手術，放射線治療）を考慮する（表 4）．化学療法の感受性は組織型により大きく異なるが，いずれもアドリアマイシン（ドキソルビシン）がキードラッグであり，標準治療としてアドリアマイシン単剤あるいはアドリアマイシンを含めた多剤併用療法がまず行われる．初期治療に不応の場合，ゲムシタビン＋ドセタキセル（GD 療法），エリブリン，トラベクテジン，パゾパニブなども考慮される．また，2019 年よりがん遺伝子パネル検査が保険適用となったため，上記薬剤の効果が得られない場合，遺伝子パネル検査を行い，遺伝子変異に見合う新たな薬剤の選択の可能性が探られている．遺伝子パネル検査により遺伝子変異に基づいた治療につながる確率はがん全般で 10％程度であるが，肉腫ではさらに低く，Sunami の報告では，肉腫症例での遺伝子パネル検査が実際に治療につながった症例は 44 例中 2 例（4.5％）のみであった[18]．当科では，遺伝子パネル検査により治療につながった肉腫例は，全 9 例中 1 例のみであったが，患者申出療養による新規薬剤の治療により，肺転移がほぼ消失した．

3．放射線療法

放射線療法は高悪性度軟部腫瘍における切除不能例や転移例に対し，根治的あるいは緩和的治療として行われてきた．また，原発性悪性骨・軟部腫瘍の切除不能な限局例に対し，2016 年より重粒子線が，さらに 2018 年より陽子線が保険適用になった．悪性軟部腫瘍の周術期の補助放射線療法は欧米では広く行われているが，本邦においてはコンセンサスが確立せず，ガイドライン上も予後と副作用を慎重に検討した上での提案にとどまっている[1]．化学療法の適応とならない Stage Ⅱ（AJCC 第 8 版）の場合，顕微鏡的切除断端陽性例（R1）については術後照射が考慮される[1]（表 4，図 4）．

4．他の治療法

血管腫/血管奇形に対しては，手術の他に血管内治療（硬化療法）やレーザー治療が多くなされているが，形成外科や放射線科が主体で治療がなされており，宮城県では血管内治療については形成外科（血管腫外来）が主に対応している．当科においては血管腫外来に紹介する際は，あらかじめ生検を行い病理組織像を確認している．

手の軟部腫瘍の特徴

手・手関節に発生する軟部腫瘍は，他部位と比べ，良性が多く，悪性腫瘍の頻度は低い．しかし，手に好発する悪性軟部腫瘍があり，この点を十分考慮にいれる必要がある．登録一覧表では手・手関節発生の良性腫瘍が全体の 13.3％，悪性腫瘍が

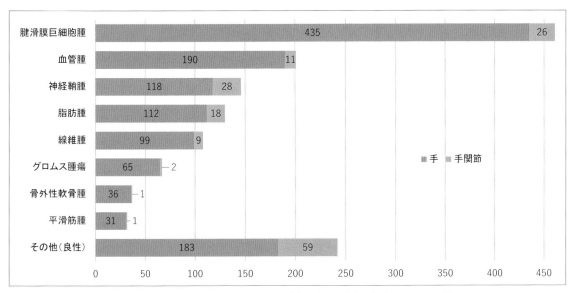

図 8. 手・手関節の良性軟部腫瘍（全国軟部腫瘍登録（2006～2015））

（文献 4 より引用）

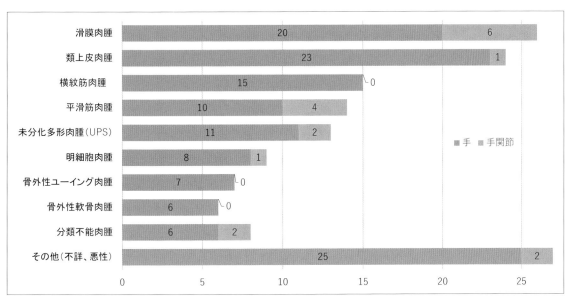

図 9. 手・手関節の悪性軟部腫瘍（全国軟部腫瘍登録（2006～2015））

（文献 4 より引用）

全体の 1.4％であり，悪性の頻度は他部位より低い．良性腫瘍では腱滑膜巨細胞腫，血管腫，神経鞘腫，脂肪腫，線維腫，グロムス腫瘍，悪性腫瘍では滑膜肉腫，類上皮肉腫，横紋筋肉腫，平滑筋肉腫，未分化多形肉腫（UPS），明細胞肉腫の順である[4]（図 8，9）．園淵らの報告では，7 例中滑膜肉腫が 3 例と最も多く，明細胞肉腫，横紋筋肉腫，未分化多形肉腫（UPS），悪性末梢神経鞘腫瘍（MPNST）が各 1 例であり[19]，当科の経験でも滑膜

肉腫が最も多かった．また，各組織型で手・手関節に好発するものとして，良性ではグロムス腫瘍（手・手関節発生良性軟部腫瘍の 72％），腱滑膜巨細胞腫（57％），悪性では類上皮肉腫（手・手関節発生悪性軟部腫瘍の 14％），明細胞肉腫（7.8％），横紋筋肉腫（4.3％），滑膜肉腫（3.8％）が挙げられる．手は他部位と比べ，解剖学的に筋，腱・腱鞘，神経，血管が交錯しており，特に悪性腫瘍の手術の場合，切除縁を設定するにあたり，バリア（筋

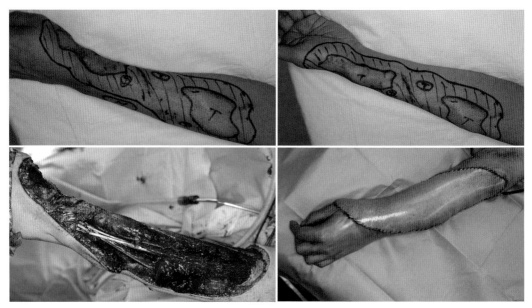

図 10. 粘液線維肉腫（左前腕から手）

50代．男性．左前腕から手の橈側を中心に多発皮下腫瘤があり，一部は筋内にも病
変が見られた．前医の生検標本で粘液線維肉腫（低悪性度）となり，皮膚・皮下・筋
を含め広範切除後，遊離腹直筋皮弁形成術が行われた．

　　a：皮切背側（T：腫瘍部，斜線部含め広範切除）　　b：皮切掌側
　　　　　c：切除後　　　　　　　　　　　　　　　　d：遊離腹直筋皮弁形成後
　　　　　　　　　（宮城県立がんセンター形成外科　後藤孝浩先生よりご提供）

a｜b
c｜d

膜，腱鞘，骨膜など腫瘍が進展しにくい線維性膜状組織）が重要となるが，バリアを考慮した広範切除縁の設定が難しいことが少なくない．また腫瘍摘出後の皮膚欠損や軟部・骨欠損に対する再建も症例によっては必要となる（図10）．

軟部腫瘍における診療上の注意点

1．小さい腫瘍であっても画像検査を行う

初診時はまずエコーと単純X線検査を行うが，径1cm程度まではMRIで十分評価が可能であることから，積極的にMRI（基本的には造影）を行うことが望ましい．しかし，軟部腫瘍は画像が非特異的な場合が多いため，生検による病理診断まで行わないと診断できないことも併せて理解する必要がある．

2．骨・軟部腫瘍医との連絡を密にする

放射線診断医の意見は尊重すべきであるが，最終的な責任は主治医であるという意識を常に持ち，臨床像が画像所見と乖離している場合は，骨・軟部腫瘍専門医に相談するルートを確保しておくこ

とが望ましい．整形外科における骨・軟部腫瘍専門医は少なく，特に学会で認定されている日本整形外科学会骨・軟部腫瘍医は，2023年3月31日現在，225名（東北6県で13名）であり，整形外科専門医20,456名中1.1%，学会員26,471名中0.85%と少ないが，ほとんどの都道府県の大学病院やがんセンターには骨・軟部腫瘍専門外来があることから，相談できる体制づくりは都道府県単位で可能と思われる．

3．脂肪腫，粉瘤，ガングリオンと決めつけない

脂肪腫，粉瘤，ガングリオンの頻度は高いが，臨床所見のみでの診断は限界があり，典型的な臨床所見でない場合は，小さくても躊躇せず画像検査（MRI，できるだけ造影）を行い，穿刺したら初回は病理診断（細胞診，実質成分があれば組織診も）に提出する．粘液成分でも単なる粘液でなく粘液腫様実質腫瘍の可能性もあるため，必要に応じ，ホルマリンに入れて組織診断への提出を積極的に検討する．

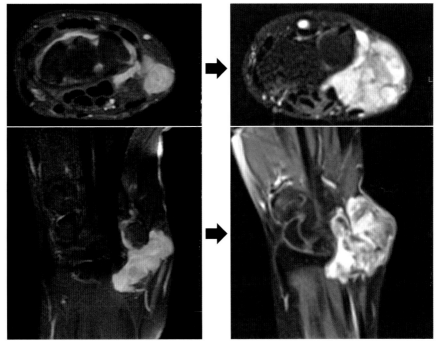

図 11. 滑膜肉腫(右手関節). MRI　T1 脂肪抑制造影像
40代，女性．当科初診 2 年前，右手関節尺側に皮下腫瘤を自覚した．1 年半前，前医(形成外科)受診，径約 1 cm 大の腫瘤があり，MRI で滑膜炎疑いとなり，経過観察となった．2 か月前，右側胸部痛，背部痛，さらに左側頭部痛あり，近医(地方中核病院)救急外来受診．CT で両肺・リンパ節転移疑いで近医より前医(呼吸器内科)へ紹介，頸部リンパ節生検で肉腫疑いとなり，当科へ紹介．多発転移(肺，骨，軟部組織，リンパ節)があり，右手関節部腫瘍の針生検で滑膜肉腫と診断された．化学療法(AI療法：アドリアマイシン，イフォスファミド)により転移巣は縮小した．
　　　a，b：前医初診時(当科初診 1 年半前)(a：水平断，b：冠状断)
　　　c，d：当科初診時(c：水平断，d：冠状断)

特に気をつけるべき病変について

1．血行豊富な病変

良性であればグロムス腫瘍，血管腫，血管平滑筋腫，血管脂肪腫などが挙げられるが，滑膜肉腫，胞巣状軟部肉腫のような血行が豊富な悪性腫瘍もある．

2．炎症を伴う病変

結節性筋膜炎，増殖性筋炎，骨化性筋炎は病期により強い炎症を伴うが，悪性腫瘍においても MRI で腫瘍周囲がびまん性に造影され，炎症との鑑別が難しい場合が少なくない．粘液線維肉腫は腫瘍周囲軟部組織に腫瘍が浸潤することが多いが，滑膜肉腫，未分化多形肉腫(UPS)，類上皮肉腫なども腫瘍周囲がびまん性に造影されることがしばしば見られる(図 11)．

3．囊胞性病変

囊胞性病変としてガングリオン，滑液包炎，粉瘤は頻度が高いが，囊胞性変化を伴う悪性腫瘍(滑膜肉腫，未分化多形肉腫など)や粉瘤の二次的悪性化(扁平上皮癌)も稀ならず見られる．

4．痛みを伴う病変

痛みを伴う場合，グロムス腫瘍，神経鞘腫，血管平滑筋腫，血管脂肪腫など，良性病変の頻度は高いが，滑膜肉腫，明細胞肉腫などでも，当初疼痛のみを主訴として診断までに時間を要する場合がしばしば見られる．

最後に

軟部腫瘍は日常診療で多く遭遇する疾患であり

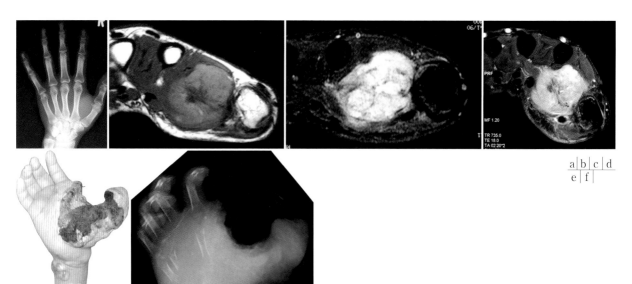

図 12. 明細胞肉腫（右手）

30代女性. 開放生検で明細胞肉腫, セカンドオピニオン含め手術をすすめたが治療を拒否し, 通院が中断した. 1年後再来時, 広範な潰瘍を伴う腫脹と多発転移（皮膚, リンパ節, 肺）が見られ, 局所および全身状態の改善のため, 左上腕切断術が行われた.
  a〜d：初診時（a：単純X線像, b〜d：MRI水平断. b：T1強調像, c：T2強調脂肪抑制像, d：T1脂肪抑制造影像）
  e, f：初診1年後（e：肉眼像, f：単純X線像）

悪性の頻度は低い. このため臨床所見のみで頻度の高い良性腫瘍や炎症（リンパ節炎など）と診断されて, 安易に摘出術が行われ（無計画切除：unplanned excision）, 病理組織診断で悪性とされ, 腫瘍専門医へ紹介されることが少なくない.
手・手関節発生の軟部腫瘍は, 他部位よりさらに悪性の頻度が低いが, 無計画切除ののち追加手術（追加広範切除術）が行われた場合, 他部位よりも機能障害の可能性がむしろ高くなることを十分に考慮した上, 慎重な対応が望まれる. 手術による機能障害を恐れるあまり, 通院が自己中断される場合もある（図12）. ありふれた疾患にしぼらず, 悪性疾患を念頭に置き, 小さい腫瘍であっても画像検査を躊躇せず, 軟部腫瘍専門医との連絡を密に診療をすすめていくことを切望する.

参考文献

1) 軟部腫瘍診療ガイドライン策定委員会ほか（編）：軟部腫瘍診療ガイドライン2020, 改訂第3版. 南江堂, 2020.
   Summary　軟部腫瘍の知識のアップデートに最適で, 軟部腫瘍診療には必携と言える.
2) 堀田知光ほか：希少がん医療・支援のあり方に関する検討会報告書. 厚生労働省, 2015.
3) Fletcher, C. D., et. al.：WHO Classification of Tumours of Soft Tissue and Bone, 4th Ed, IARC, Lyon, 2013.
4) 日本整形外科学会骨・軟部腫瘍委員会/国立がん研究センター（編）：全国軟部腫瘍登録一覧表, 2015.
   Summary　日本における軟部腫瘍登録の最大のビッグデータで非常に有用である. ただし整形外科単独であり他科（形成外科, 皮膚科, 他）のデータは入っていない.
5) WHO Classification of Tumours Editorial Board, WHO Classification of Tumours：Soft Tissue &

Bone tumours. 5th ed, IARC, Lyon, 2020.

Summary　骨・軟部腫瘍の病理 WHO 分類の最新の記載がされており，骨・軟部腫瘍の診療においては座右の書.

6) 吉田朗彦：ユーイング肉腫とユーイング様肉腫 日小児血がん会誌．**56**(2)：131-135，2019.

Summary　最近 WHO 分類に追加されたユーイング様肉腫について，わかりやすく説明されている.

7) 松野丈夫：Jaffe's Triangle―これからの骨・軟部腫瘍診断・治療のあり方への提言．臨床整形．**41**(11)：1147-1148，2006.

8) 土肥　修ほか：【外来で役立つ骨・軟部腫瘍の基礎知識】外来における効率の良い骨・軟部腫瘍診断手順　MB Orthop. **33**(7)：1-7，2020.

Summary　外来での骨・軟部腫瘍診断のコツについてわかりやすく記載されている.

9) 軟部腫瘍診療ガイドライン策定委員会ほか(編)：軟部腫瘍診療ガイドライン第 2 版．南江堂，2012.

10) Okada, K.：Instructional Lecture：Points to notice during the diagnosis of soft tissue tumors according to the "Clinical Practice Guideline on the Diagnosis and Treatment of Soft Tissue Tumors". J Orthop Sci. **21**(6)：705-712, 2016.

11) 保坂正美ほか：【放っておいてはいけない『しこり・こぶ・腫れ』】腫瘍と鑑別が必要な軟部炎症性疾患，MB Orthop. **28**(6)：53-63，2015.

12) Bhaskaranand, K., et al.：Glomus tumour of the hand. J Hand Surg Br. **7**(3)：229-231, 2002.

13) 羽鳥正仁：【足部疾患の画像診断―撮りかた・見かたのコツ―】骨・軟部腫瘍．MB Orthop. **27**(12)：129-137，2014.

14) Kato, H., et al.：CA125 expression in epithelioid sarcoma. Jpn J Clin Oncol. **34**(3)：149-154, 2004.

15) 日本腎臓学会・日本医学放射線学会・日本循環器学会共同編集：腎障害患者におけるヨード造影剤使用に関するガイドライン 2018．東京医学社，2018.

16) 一迫　玲：本邦初・悪性リンパ腫疑い症例のための統合診断システム/READsystem―誕生～現在～近未来構想―．Skin Cancer. **37**(2)：72-78, 2022.

17) 綿貫宗則ほか：【外来で役立つ骨・軟部腫瘍の基礎知識】骨・軟部腫瘍の診断・画像・病理検査の注意点．MB Orthop. **33**(7)：13-18，2020.

Summary　骨・軟部腫瘍の画像・病理診断の注意点についてわかりやすく解説している.

18) Sunami, K.：Feasibility and utility of a panel testing for 114 cancer-associated genes in a clinical setting：A hospital-based study. Cancer Sci. **110**(4)：1480-1490, 2019.

19) 園淵和明ほか：手，前腕原発の悪性骨軟部腫瘍の検討．日手会誌．**34**(6)：1014-1018，2018.

PEPARS No.208：88-96, 2024

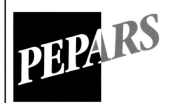

◆特集／得意を伸ばす手外科

手指領域への漢方治療を伸ばす
—究極の薬物治療—

冨澤　英明*

Key Words：漢方(Kampo)，治打撲一方(jidabokuippo)，桂枝茯苓丸加薏苡仁(keishibukuryogan-ka-yokuinin)，越婢加朮湯(eppikajutsu-to)，柴苓湯(sairei-to)，疎経活血湯(sokeikakketsu-to)

Abstract　　運動器に用いる漢方薬は，微小循環に作用し血流改善薬として働くイメージで捉えるとよい．外傷や術後のうっ血，血腫，浮腫など，腫れを引かせたいと思うような病態には非常に有益で，術後の合併症を減らし，リハビリを促進することができる．血流問題に悩むことも多い手外科医にとって，知っておくべき薬である．また，阻血性の拘縮，血行不良に伴う筋や関節の痛み，神経障害性疼痛や心因性疼痛などの神経痛にも有効な漢方薬がある．冷えて痛い，動かないという訴えには，有効な西洋薬は存在しないため，漢方薬の独壇場ではないだろうか．難治性疼痛の治療において，西洋薬にアドオンするメリットは大きい．この稿では，手外科に有用な漢方薬を厳選して紹介する．なるべく難解な東洋医学用語を避け，初心者がわかりやすい現代医学的なイメージと言葉で解説を試みた．

はじめに

　筆者は一般整形外科医として手術を含む日常診療をしつつ，西洋医学を補完する漢方薬の使い方を追求している．当初の目的は手術合併症を抑えるためであったが，今では疼痛コントロールはもちろん，リハビリ，体調管理，難治症例の治療など，整形外科のあらゆる患者に使用するに至った．処方比率は外来患者の80%，入院患者の95%，手術症例(外傷，人工関節を約200例/年)に至ってはほぼ全例に漢方薬を処方している．手術をする整形外科医の立場では，日本で最も漢方薬を処方しているようである．本稿では，その経験をもとに，手外科の手術に有用な漢方エキス製剤を紹介したい．

　一般的な漢方薬の解説書は，東洋医学の難解な理論を軸に，聞きなれない専門用語が散りばめられており，我々西洋医学者には近寄り難いものがある．本稿では，全くの初心者でもわかりやすいよう，東洋医学用語をなるべく避け，現代医学的にイメージできる処方の解説を目指した．東洋医学的には多少の離齬があるかもしれないが，ご容赦いただきたい．

漢方薬は血流改善薬のイメージで！

　微小な血管をつなげる手外科医なら，運動器の疾患で最も予後に関わる因子が，血流の良し悪しであることは理解できるはずだ．日常診療においても，治療に難渋しがちなのは血流が悪い患者である．動脈硬化をきたした糖尿病やASOの患者だけでなく，いわゆる血液ドロドロと言われるメタボリックシンドロームや肥満患者もうっ血しやすく，感染症のリスクは上がる．また，文字通り血の巡りが悪い患者である血液透析，ステロイド

* Hideaki TOMIZAWA，〒144-0051　東京都大田区西蒲田7-10-1　東京蒲田病院整形外科，部長

や抗がん剤投与中，痩せて皮膚が脆弱になった患者では，皮膚が閉じないなどのトラブルも経験しているだろう．

運動器で使える漢方薬は「血流改善薬」のイメージとなる．このように「血流を変えられたら治りやすいだろうな…」と思う時に，まさしく使っていただきたい．そもそも痛みを発する部位では血流の変化がある．急性期の外傷や炎症部位では血腫や浮腫を伴い，慢性疼痛の多くは血行が悪く，冷えを伴っていることが多い．浮腫やうっ血があれば消退を促し，循環不良で阻血があれば，血液の供給を促すというように，血流を正常化させる働きになる．

ストレスが痛みと深く関わることは知られているが，交感神経の過緊張によって，結果的に血管が締まり，血行不良を引き起こしている病態がある．神経障害性疼痛や心因性疼痛に効果を持つ漢方薬もあるので，CRPSなどの難治性疼痛に対する治療手段の1つとなる．

西洋薬との違い

漢方薬は効く人（レスポンダー）を選ぶ薬である．同じ病名でも，人によって処方が異なる．処方がその人に合わなければ，効果が全く得られないことも多い．さらに，同じ人であっても，身体の部位や罹患期間によって処方が異なる．料理と同じようなものと考えてもよいだろう．

漢方薬に厳密なエビデンスを求めてはならない．1つの処方に多種多様な成分が含まれ，それらが作用するレセプターも数多く存在する．個々の薬理反応からは処方全体としての効能が見えてこないのだ．単一成分の薬理効果だけで勝負する西洋薬とは大きく異なるところである．薬理学的解析やRCTによる薬剤の効果検証にも不向きであり，現代医療で隆盛を極めるEBM治療の対極にある．ただ，紀元前から数多くの漢方薬があったようだが，時間とともにほとんどは淘汰されていると言う．現代まで残っている漢方薬は，先人たちの長年の使用経験によって効果は証明済みで

あると，割り切って考えるべきである（本邦のエキス製剤は，品質にばらつきもなく，効果が安定しているため，最近は，比較的に高いエビデンスが出てきたものもある）．

消炎酵素製剤セラペプターゼ（製品名：ダーゼン）は，術後の腫れに頻用されていたが，効能が証明されず2011年に販売中止となっている．それ以外に炎症後の腫れをターゲットにした薬剤は発売されていない．漢方薬の最も効果を発揮する分野になるだろう．

気血水（きけつすい）とは？

東洋医学では，身体を流れている流体は，気・血・水の3つであるとされる．それらの流れが滞る"異常"事態は，病気につながると考えられた．

気は，現代のイメージでは，精神・神経活動であろうと考える．気持ち，気分，やる気，気がたつ，気がふれるなど，今でも言葉が残っているから想像しやすい．ガバペンチンやデュロキセチンなどは，今では当たり前に使われている鎮痛薬であるが，もともと精神科領域の薬剤だった．気の異常＝精神的なストレスやイライラ，抑鬱状態など，精神状態は，痛みに大きく関与することはここ数十年で常識となっている．

血（けつ）は，そのまま血流をイメージして差し支えない．血の異常は2種類ある．東洋医学用語で瘀血（おけつ）と血虚（けっきょ）である．

瘀血は血液の滞りを表され，現代医学的には，血管内外を問わず，血腫を伴う病態と解釈できる．運動器では，外傷によって必ず血腫ができるが，打撲の適応病名がある【桂枝茯苓丸25（けいしぶくりょうがん）】【治打撲一方89（ぢだぼくいっぽう）】【通導散105（つうどうさん）】の3剤が瘀血の代表薬となる．これら3剤は，適当に処方してもあまり効果が得られず，使い分けが必要となる．【治打撲一方89】は骨あるいは骨周辺まで及ぶ深い打撲に，【桂枝茯苓丸25】は軟部組織の血腫に，【通導散105】は皮下血腫に対して処方することをお勧めする．特に【桂枝茯苓丸25】は血管内において，赤血球が連鎖し，血栓ができやすくなっている病態＝いわゆ

る血液ドロドロな状態に効果があると考えられている.

血虚は，全身に血液が行きわたらない病態を示す用語である．具体的には，痩せや栄養失調で，皮膚がペラペラの患者を思い浮かべるとよい．血管が脆弱な人工透析，ステロイド内服中，抗がん剤投与後，糖尿病の経過の長い患者，および心筋梗塞や動脈硬化，ASO など，生活習慣病の成れの果てで，血液を送る血管そのものが閉塞し，阻血になっているイメージも含めた用語になる．貧血そのものも血虚に含まれる．現代医学的に言うと，低栄養(低タンパク)による血管や血球の再生不良を表しているものと推測される．

水とは現代医学でいう血液循環での漿液成分(リンパ)や関節や滑液包に溜まる液体という意味であろう．水の異常は水毒という用語で表される．要するに水が溜まっている状態であるが，皮下に溜まっていれば，間質の浮腫として観察される．運動器では，関節内や滑液に溜まった水も水毒である．水の代謝をよくする処方は，いわゆる水を抜くイメージとなる．

漢方薬の基本：生薬と処方の関係

漢方薬の 1 つ 1 つの処方は，生薬という単位で構成される．生薬にはそれぞれ効能があるが，その組み合わせの数，用量によって，処方全体としての効能が決まる．理論上組み合わせは無限に存在するが，ほとんどが無益な組み合わせだったに違いない．現在残っている処方は，長い歴史ではっきりとした効能が確実に得られる組み合わせだけが残っていると考えられる．

こむら返りの特効薬として有名な【芍薬甘草湯68】は，[芍薬]と[甘草]という 2 種類の生薬で構成されている．[芍薬]には血管を弛緩させる効能があり，[甘草]には文字通り甘味を加えて味を整える作用に加え，水の保持(脱水予防)と精神的に安心させる効能があるとされている．こむらがえりの病態は現代医学的にもはっきりしないが，脱水に伴う筋肉内の血管攣縮が原因となることが多

く，緊張をきっかけに発症することもある．生薬それぞれのイメージをつなぎ合わせると，病態に対応していることになる．

一般に処方の構成生薬が少ないほど，即効性があるとされる．一味唐辛子が，七味唐辛子よりピリリと鋭い刺激を感じるのと同様である．実際に【芍薬甘草湯68】は数分で効果が発現するとの報告がある．私見であるが，効果発現までの目安は，生薬数が 1〜4 種類であれば分単位，5〜10 種類であれば時間単位，11 以上の生薬が含まれていると日〜週単位で効き始める印象である．

主要な生薬を覚える

漢方薬は生薬をメンバーとしたチームとして捉えるとよい．チームスポーツの有名選手は，その選手ありきの戦略が立てられるほど，チームカラーに大きく影響する．それと同様に，効能が強く，個性がはっきりした生薬は，それぞれの処方の核となっている．

以下に覚えておくと便利な生薬を紹介する．特に覚えるべき生薬を●で示した．

❶ 痛み止めの 2 つの生薬

漢方薬における鎮痛生薬の代表がこの 2 つである．効能は対照的なので，覚えやすい．どのような痛みに効くのかが大きく異なる．

・[麻黄]

急性，炎症性の痛みに用いる．自覚的には，熱を持って，腫れて痛む場合．外傷一般に伴う炎症のみならず，痛風や偽痛風，関節リウマチなどの炎症性疾患の基本処方に含まれる．動いて痛む筋痛，関節痛などにも適応となる．

効能としては，鎮痛・発散作用である．炎症によって生じる血流のうっ滞，および疼痛誘発物質を発散・排出するイメージで働くと考えられる．侵害受容性疼痛に対応する生薬であろう．西洋薬のエフェドリンのもととなったアルカロイドである．

含まれる処方：【越婢加朮湯28】【麻杏薏甘湯78】【薏苡仁湯52】【葛根湯1】など

・[附子]

慢性，阻血性の痛みに用いる．自覚的には，冷えて，拘縮して痛む場合．加齢や持病，体質的な冷え症に伴う血行不良が先立ち，筋や関節の硬化・拘縮を伴った痛みに対する生薬である．

劇薬アルカロイドのトリカブトから毒性を抜いたもので，効能として，強心作用も持つ．イメージとしては，血管が疎で，硬く細くなった領域に，血を流入させて，温め，組織の修復を促し，痛みを緩和するイメージである．

含まれる処方；【桂枝加朮附湯18】【八味地黄丸7】【牛車腎気丸107】【大防風湯97】

❷[当帰]：血管新生作用

血管が細く，疎であると，組織の修復が進みにくくなる．なかなか治らない局所の痛みに，組織自体を修復させて，血行を改善させる目的で使用する．毛細血管を増殖させて，組織の修復や新生を促進するイメージとなる．

含まれる処方：【薏苡仁湯52】【当帰四逆加呉茱萸生姜湯38】【疎経活血湯53】

❸[柴胡]：中枢抑制作用，抗炎症作用

神経障害による炎症および自律神経系・心因性疼痛など自分ではどうしようもないメンタル系の過剰反応を鎮静化する効能を持つ．抗炎症作用としても知られる．神経の異常な発火を抑えるイメージをもつとよい．

含まれる処方：【加味逍遙散24】【四逆散35】【抑肝散54】【抑肝散加陳皮半夏83】【大柴胡湯8】

④[芍薬]＋[甘草]のセット：筋の攣縮による痛み

処方の中に[芍薬]と[甘草]が含まれていれば，【芍薬甘草湯68】としての筋のけいれん性の痛みを抑える効能が備わっていると考える．

⑤[蒼朮]：浮腫・水腫・漿液の貯留に

関節内の水腫，浮腫・水疱など，血管外の水を排出するイメージ．絞扼性神経障害，腱鞘炎などの浮腫が存在する病態に有効．

含まれる処方：【五苓散17】【柴苓湯114】【越婢加朮湯28】【防已黄耆湯28】【葛根湯1】【桂枝加朮附湯18】など

（この章は具体的な処方をある程度使ってから，見直していただきたい）

手外科領域の処方例

手外科医・上肢を対象とした処方を，適応する病態で分けて紹介する．

1．急性期（周術期，外傷，感染など）

A．【越婢加朮湯28】＋【桂枝茯苓丸加薏苡仁125】＋【柴苓湯114】

外傷直後あるいは術後3〜7日までの急性期の組み合わせとなる．可能であれば3剤を2包分2で処方したい．自治体によっては併用が2剤までに制限されることもある．その際の2剤の選び方は後述する．

1）【越婢加朮湯28】

主な生薬：[麻黄]・[石膏]・[蒼朮]・[大棗]・[甘草]・[生姜]

適応病名：腎炎，ネフローゼ，脚気，関節リウマチ，夜尿症，湿疹

適応病態：超急性期〜急性期の激しい炎症（赤く腫れて熱をもち激痛がある）がある．感染，外傷，内因性の炎症．部位的には皮膚および浅い皮下組織，筋膜，関節炎など．視診・触診で確認できる炎症および液体貯留所見があることが望ましい．

解　説：[麻黄]の含有量は保険収載漢方薬の中で最も多く，最強の麻黄剤である．[蒼朮]は貯留した水を引かせる効能，[石膏]は熱冷ましの効能をもつ．合わせて炎症の消退を促進させる．即効性があり，効果が絶大なため，医療者，患者ともに実感を得られやすい．

術後や骨折後，皮膚が真っ赤に腫れ，水疱ができるほど激しい炎症を併発することがある．原因が何であれ，皮膚に炎症所見と液体貯留（水疱や関節水腫）があれば適応となる．表層感染や蜂窩織炎，1〜2度熱傷初期にも応用可能である．帯状疱疹の初期の水疱に対して処方しておくと神経痛の後遺症が残りにくいとされる．

関節疾患では，適応病名の関節リウマチによる滑膜炎のほか，痛風発作あるいは偽痛風の初期，赤く腫れたヘバーデン結節の関節炎急性期（ミューカスシストがあればなおよい），石灰性腱炎など，激痛を伴う内因性の炎症反応にも有効である．この場合のNSAIDsの併用はリーズナブルと考える．

2）【桂枝茯苓丸 25】

生薬数 5：［桂枝］・［芍薬］・［牡丹皮］・［桃仁］・［茯苓］

適応病名：子宮ならびにその付属器の炎症，子宮内膜炎，月経不順，月経困難，帯下，更年期障害（頭痛，めまい，のぼせ，肩こりなど），冷え症，腹膜炎，打撲症，痔疾患，睾丸炎

【桂枝茯苓丸加薏苡仁 125】

生薬数 6：［桂枝］・［芍薬］・［牡丹皮］・［桃仁］・［茯苓］・［薏苡仁］

適応病名：月経不順，血の道症（月経時や産後，更年期など，女性特有の疾患や症状を示す用語），にきび，しみ，手足のあれ

25 番，125 番は［薏苡仁］以外は，同じ生薬で構成されている．ただし［薏苡仁］には筋肉の浮腫を軽減させる効能があり，かつ各生薬の含有量が増えるメリットがあるため，運動器では 125 番を優先して処方している．適応病名の違いには注意を要する．

適応病態：うっ血，静脈怒張，静脈瘤，皮下出血，血腫，血栓など，血流の停滞を伴う病態

解　説：外傷や手術は血管の破綻を伴うため，血液還流が悪化し，そこに血腫が発生する．東洋医学的に瘀血の病態である．［牡丹皮］［桃仁］には，血栓や血腫を溶解する作用があるとされる．ここに［芍薬］の血管を緩める作用が加わることで，血腫を消退させて，静脈還流を改善させる処方となる[9]．

糖尿病は深部静脈血栓症のリスク因子である．術後のうっ血や血腫が消退しにくいことも多く，感染リスクも上がる．筆者は，手術前後はもちろん，小さなキズを縫合した際にも合併症予防を期待して，【桂枝茯苓丸加薏苡仁 125】を処方している．

3）【柴苓湯 114】（＝【五苓散 17】＋【小柴胡湯 9】）

生薬数 12：［柴胡］・［半夏］・［黄芩］・［人参］・［大棗］・［甘草］・［生姜］・［桂皮］・［蒼朮］・［猪苓］・［沢瀉］・［茯苓］

適応病名：水瀉性下痢，急性胃腸炎，暑気あたり，むくみ

適応病態：炎症に伴う間質の浮腫，神経浮腫，急性期の神経損傷および神経障害性疼痛

解　説：外傷に伴い，表皮の感覚神経が損傷され，神経痛のようなピリピリ感が出現する．急性期の神経障害性疼痛とも表現できる病態が【柴苓湯 114】の適応と考える．

【柴苓湯 114】は【五苓散 17】と【小柴胡湯 9】が合わさってできた処方（合方）で，両者の効能を合わせもつ．

【五苓散 17】は脳外科領域で，慢性硬膜下血腫や脳浮腫に用いられる有名な処方である．神経組織の浮腫をとるイメージで働く．絞扼性神経障害の手術でのむくんだ末梢神経を思い出してほしいが，神経には血管が存在しないため，損傷すると浮腫をきたす．末梢神経には瘀血の薬ではなく水毒の薬が必要となる．

【小柴胡湯 9】は感冒や肺炎の急性期を過ぎた時期に用いられる，亜急性期の抗炎症作用をもった処方である．［柴胡］を含む処方であり，抑えきれない神経発火を抑制するイメージで働く．

両者を合わせた【柴苓湯 114】の適応するキーワードは"神経障害性疼痛"である．損傷した末梢神経の浮腫性変化に加え，神経細胞の発火が制御できなくなった病態に対応する．椎間板ヘルニアの初期の神経痛，手術は多少なりとも細かい感覚神経を痛め，神経障害性疼痛を引き起こしている．手外科領域では，末梢神経を扱う手術も多く，神経縫合まで行っている．術後の神経回復を期待する場合に【柴苓湯 114】は必須の薬剤であると考える．外来では，末梢点滴で皮神経損傷を起こした後に処方するものとして便利である．

2 剤だけを選ぶのであれば，血腫の消退と静脈

還流を促す【桂枝茯苓丸加薏苡仁 125】を軸に，【越婢加朮湯 28】か【柴苓湯 114】を選択する．表層に及ぶ炎症所見が強ければ【越婢加朮湯 28】である．神経を対象にした術式だったり，皮膚の所見があまりなく，皮下の浮腫性の変化だけであれば【柴苓湯 114】を併用する．

［麻黄］の副作用に胃腸障害がある．胃が弱い人で，強烈な痛みがなければ，【越婢加朮湯 28】を差し控えるか，数日間の併用にとどめる方が無難である．

私見であるが，外傷や術後，感染には，NSAIDsの併用は控えることをお勧めしている．かえって血流が停滞し，浮腫がひかなくなることが多い．また，外傷時のストレスで，胃腸障害も併発しやすい．

B．【治打撲一方 89】
適応病名：打撲による腫れおよび痛み
適応病態：骨膜下に血腫を伴う外傷，骨挫傷，骨折，骨髄炎，骨端症

解　説：戦国時代の日本で作られた方剤である．適応病名に「打撲による腫れ及び痛み」とあるのは，痛い打撲→骨まで及ぶ→骨挫傷・骨折と解釈している．痛みの強い骨膜下血腫（瘀血）の処方であろう．前述の【桂枝茯苓丸 25】や【桂枝茯苓丸加薏苡仁 125】とは効く部位が異なるイメージである．

骨膜下の血腫によって圧力が生じている病態に最も効果を発揮するので，転位が強い骨折よりも，骨挫傷，いわゆるヒビ程度の骨折，圧迫骨折などに有効である．舟状骨がよい適応であるが，不顕性骨折を疑う場合にも処方しておくとよい．骨折の保存加療でギプス固定を行ったあとは，骨折部の安定化と浮腫の改善も期待できるので，必ず併用している．

筆者は骨内に血腫を伴う様々な病態に応用可能だと考えている．慢性的な骨の痛みで，MRI で骨挫傷の所見が確認できれば，処方を考える．1 年前の尺骨突き上げ症候群に対する骨切り後，痛みが取りきれないという症例に有効であった．成長

期の骨端症にも効果を認める例が多い．手外科領域であれば，肘，肩のスポーツ障害にも有効である．

この処方は，骨内の血腫が回収されるまでにあたる外傷後 2〜3 週間で不要となることが多い．痛みが強ければ【越婢加朮湯 28】を，神経痛と浮腫が強ければ【柴苓湯 114】と併用する．

2．亜急性期
術後しばらくして，リハビリを開始する時期に考慮する処方である．

A．【葛根湯 1】（＋【桂枝茯苓丸加薏苡仁 125】）
生薬数 7：［麻黄］・［葛根］・［桂枝］・［芍薬］・［大棗］・［甘草］・［生姜］

適応病名：肩こり，上半身の神経痛，感冒，熱性疾患の初期，炎症性疾患，蕁麻疹など

適応病態：頚部〜肩周囲，肘周囲で上肢の重みで筋肉が牽引されている時の痛み

解　説：前述の急性期のセットを処方していて，強い痛みが過ぎたら，強力な麻黄剤である【越婢加朮湯 28】からマイルドな【葛根湯 1】へスイッチするとよい．【越婢加朮湯 28】より含まれる［麻黄］の量が半分になる．

風邪薬として有名だが，肩こりの薬として使われている．首肩背部〜上腕の筋肉は，常に腕にかかる重力に拮抗している．年齢とともに筋肉量が減少してくると，重力に負けて，常に張るような痛みが出やすくなる．［葛根］はそのような筋の牽引痛に対応すると考える．できれば【桂枝茯苓丸加薏苡仁 125】の併用をお勧めする．

術後は筋肉が一時的に減少し，腕の重みを感じやすい時期がある．三角巾でつっている腕が重い，リハビリ後に肩が痛む，夜間に腕の置き場がなくなる，などの愁訴にも対応可能である．外来では，腱鞘炎やテニス肘に使ってもよい．

B．【五苓散 17】（＋【桂枝茯苓丸加薏苡仁 125】）
生薬数 5：［桂皮］・［蒼朮］・［猪苓］・［沢瀉］・［茯苓］

適応病名：浮腫，ネフローゼ，二日酔，急性胃腸カタル，下痢，悪心，嘔吐，めまい，胃内停水，

頭痛，尿毒症，暑気あたり，糖尿病

適応病態：間質の浮腫（単なる浮腫），神経の浮腫性変化（特に低気圧で自覚される末梢神経のしびれ）に有効である

解　説：【柴苓湯 114】＝【小柴胡湯 9】＋【五苓散 17】である．急性期で【柴苓湯 114】を選択していても，神経痛が落ち着けば，上肢の浮腫だけが問題となる．【小柴胡湯 9】が必要なくなるため，【柴苓湯 114】を【五苓散 17】にスイッチする．【柴苓湯 114】は保険収載されている漢方の中では最も薬価が高いため，医療経済的にも切り替えが推奨される．【桂枝茯苓丸加薏苡仁 125】は継続をお勧めする．

手根管症候群のしびれ，手指や手関節の腱鞘炎には単独でも効果がある．特に，低気圧で症状が増悪する患者には喜ばれる．

3．慢性期（拘縮期）

術後の拘縮が取りきれない，あるいは痛みが異常に続く場合に考慮する．

A．【桂枝加朮附湯 18】

生薬数 7：［附子］・［桂枝］・［芍薬］・［蒼朮］・［大棗］・［甘草］・［生姜］

適応病名：関節痛，神経痛

適応病態：華奢な冷え性体質で，冷えをきっかけで拘縮性の痛みを訴える症状全般

解　説：［附子］の効能を全面に打ち出した処方で，温める痛み止めの第一選択である．副作用がほぼ出ないので，NSAIDs が飲めないほど胃腸が弱い方にも安心して処方できる．

毎年冬になると腰痛が出てくる方，膝がこわばって痛みが出てくる方など，冷えをきっかけに痛み出す時に処方する．手外科領域では，ヘバーデン結節の冷え痛みには著効する．

［附子］には温めて，関節周囲の血流を回復させ，硬い組織を離解させる作用があるのだろう．術後や保存加療のキャスト固定後に，手指の拘縮で難渋している症例で著効し，可動域が大幅に回復することもある．

B．【疎経活血湯 53】

生薬数 17：［当帰］・［芍薬］・［川芎］・［地黄］・［桃仁］…など

適応病名：関節痛，神経痛，腰痛，筋肉痛

適応病態：もともと糖尿病などの生活習慣病があり，心筋梗塞や脳梗塞などの血管が狭窄・閉塞の治療歴がある方，運動器に長引く痛みを訴える場合に．

解　説：文字通り「血管が通じていないところに血液を活かせる」薬である．全身的な血行不良があると考えられる場合に処方する．キーワード「風呂で楽になる」冷え症であれば，高率で効果が期待できる．「飲む温泉」ともいうべき処方である．

術後の痛みがなかなか取れず，冷えて拘縮している糖尿病患者に処方する機会が多い．四肢が暗黒色に変色（ヘモジデリン沈着）している患者に処方すると，みるみる色調が明るくなり，皮膚温も上がって，見た目にも効果がわかることがある．

C．【加味逍遙散 24】（＋【葛根湯 1】）

生薬数 10：［柴胡］・［当帰］・［芍薬］・［蒼朮］・［茯苓］・［山梔子］・［牡丹皮］・［甘草］・［生姜］・［薄荷］

適応病名：冷え症，虚弱体質，月経不順，月経困難，更年期障害，血の道症

適応病態：痛みが時間的，空間的に非特異的な病態，心因性疼痛

解　説：女性特有の病名が並ぶが，男性にも処方可能である．［柴胡］の中枢神経抑制作用を利用して，心因性疼痛を疑わせる症状に処方する．特に仕事や家事でストレスの溜まった方，更年期のイライラ，火照りがある方に合うことが多い．筆者は，患者の痛みの愁訴が，時間的，空間的にうつろう印象がある場合に考慮している．

上半身の痛み自体には，［麻黄］を含む【葛根湯 1】を組み合わせて処方することがほとんどである．例えば追突事故後，いわゆるむちうち症はよい適応だろう．術後の外来では，診察の都度痛む場所が違う，同日に痛みがあちこち移動したり，不規則に増減するという訴えがある場合に，試し

てみるとよい.

処方の実際

漢方薬は初心者の頃は1剤単独から始めて構わ
ないが,運動器ではできるだけ2～3処方の組み合
わせをお勧めしたい.痛みがある病態は,炎症・
浮腫・うっ血・神経性・阻血など,複数の要素が
絡んでいることが多く,複数処方で対応すること
で,効果発現が早くなり,効能も得られやすいか
らだ.患者も初めて処方された時が一番頑張って
飲んでくれることが多い.いかに早く効果を感じ
させるかが求められる.

処方量は,1剤であれば3包分3,2剤併用であ
れば体格によってそれぞれ2包分2あるいは3包
分3であるが,3剤併用だと総量も多くなるので,
2包分2としている.

急性期の病態へは,数日から1週間程度の処方
にとどめる.超急性期の炎症と激痛に対する越婢
加朮湯は3日ほどで著効してしまい,胃もたれな
どを引き起こす場合もあるので,患者にはあらか
じめ症状がなくなったら飲まなくてよいという指
導も必要である.

亜急性期の病態は2週間程度の処方を行う.肉
離れなどの痛みが引く程度の日数である.

逆に慢性期の冷えを伴う症状には,3週間以上
4週間までの処方で効果判定をしている.経験上
3週を過ぎないと効果を実感されないケースが多
い.評価判定での注意点としてVASを絶対視し
ないことを強くおすすめする.漢方の特徴で,痛
み自体は取れてないものの,体が温まったとか,
動きは良くなったなどの周辺の自覚症状の好転が
先に認められることが多い.「なんかいい感じが
する」という曖昧なプラス表現が聞かれれば,と
りあえず継続としてよい.

同じ患者の同じ病名でも,病状が変わったり,
季節や体調の変化によって同じ薬が当てはまらな
くなることがあるので,漫然と同じ薬を処方し続
けないことがコツである.

服薬指導

まずは服用していただくことが優先される.漢
方薬の常識としては食前が基本となるが,忘れる
ことが多いので,他の西洋薬と合わせて,食後で
服用してもらっても構わない.また,飲みにくさ
をなくすため,お茶やコーヒー,小児ではココア
で服用していただくと苦味が消えてコンプライア
ンスが上がる.また身体を温める処方は,暖かい
飲料で服用することを推奨する.

注意すべき点

漢方薬にも副作用があります!と声高に言われ
る方もおられるが,基本的に内服をやめれば回復
する可逆的なものなので,あまり神経質になりす
ぎない方がよい.医師になりたての頃から,無自
覚に使っているNSAIDsの副作用の方がはるかに
重篤で,不可逆的で,高率である.

● [甘草] の副作用

浮腫,偽性アルドステロン症,低カリウム血症

西洋薬の利尿薬を飲んでいる症例に合併しやす
く,自験例でもほぼその通りである.甘草の1日
量を2g以下にするとほぼ発生しないと言われて
いるので,複数の処方を組み合わせる際は気を付
ける.【芍薬甘草湯】は3包分3だと甘草が1日6
gとなるため,必ず頓服での使用としていただき
たい.定期的な採血でカリウム値をチェックして
もよいが,経験上は発症の予見には役に立たない
ことが多い.患者さんには常日頃,足がむくんだ
ら薬を一旦やめて,すぐに再診していただくよう
説明しておくことが最も重要である.

● [桂皮] の副作用

漢方薬でのかゆみ,湿疹などの皮膚の反応は,
桂皮=シナモンアレルギーが最も頻度が高い.シ
ナモンを食べられますか?と問診しておくとよい.

● 乳糖不耐症

漢方薬の基材に乳糖が含まれており,稀に下痢
が止まらなくなる方がいる.

•NSAIDs の併用を控える

　西洋薬では炎症に用いられるのはステロイドや NSAIDs である．それらの抗炎症作用は炎症誘発物質の生成を阻害し，炎症反応を活性化させないようにするものである．炎症の結果生じた腫れを引かせる作用はない．関節リウマチなど，炎症反応が暴走してしまう自己免疫疾患では大いに有益な薬剤となる．しかし，外傷や手術後の炎症は止めるべき反応なのであろうか．炎症自体が自然な免疫反応の始まりである．血行不良の高齢者の外傷に NSAIDs を用いることは，かえって治癒を遅らせ，合併症だけを生む結果になっているかもしれない．そもそも漢方薬は生体反応の正常化を目指す薬剤である．経験上，漢方薬と NSAIDs を併用すると，漢方薬の効果を十分に発揮されない．過剰な炎症反応がある病態(関節リウマチや痛風,偽痛風発作など)以外では，併用はさし控えることをお勧めしたい．

最後に

　手術の後，腫れや血腫がなかなか引かない．血流が悪くて感染した．皮膚が壊死した．なかなか傷が治らない．冷えて固まって拘縮が残った…など，運動器の外科医のトラブルは，ほぼ血流に関するものである．筆者は漢方薬を使うことで，余計な合併症に時間を取られ，ストレスを溜め込むことが少なくなったと感じている．より難易度の

高い手術を目指すためには，ぜひ使っていただきたい薬である．また漢方薬は，西洋薬より繊細な使い分けが必要となり，コツと経験を経てどんどん上達する楽しみがある．ベテラン医師が外来をもっと楽しめる要素が増えることも，漢方薬の魅力であることを付け加えたい．

参考文献

1) 冨澤英明・新見正則：フローチャート整形外科漢方薬 西洋医学にプラスするだけ．新興医学出版社，2023．
2) 新見正則：フローチャート漢方薬治療．新興医学出版社，2011．
3) 新見正則：実践 3 秒ルール 128 漢方処方分析．新興医学出版社，2016
4) 山田陽城：漢方薬の作用機序の解明と臨床応用の現状．Organ Biol. **25**(1)：56-70，2018．
5) 秋葉哲生：応用自在のユニット処方解説．ライフ・サイエンス，2017．
6) 高山宏世：腹証図解漢方常用処方解説．日本漢方振興会，1988．
7) 新見正則：3 秒でわかる漢方ルール．新興医学出版社，2014．
8) 千福貞博：プライマリ・ケアにおける整形内科と漢方医学—急性期・慢性期の運動器の痛みにいかに漢方を使うか．THE 整形内科．87-94，南山堂，2016．
9) 平山　暁：ライブイメージングによる，桃核承気湯，桂枝茯苓丸，当帰芍薬散の微小循環動態への特性評価．日東医誌．**71**：8-17，2020．

PEPARS No.208：97-102，2024

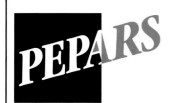

◆特集／得意を伸ばす手外科

手外科の未来を伸ばす
―これからの手外科の未来―

鳥谷部荘八*

Key Words：整形形成外科（Orthoplastic surgery），整容に配慮した手外科（Plastic Hand Surgery），低侵襲手術（minimally invasive surgery），上肢移植術（upper extremity transplantation），ロボット手術（robotic surgery）

Abstract 美しい手はよく動き，よく動く手は美しい．手は人体の中でも最も精密で最も鋭敏な感覚を持ち，とてつもなく興味深い対象物である．形成外科（または整形外科）分野の中でも最もロジックで緻密な分野である「手外科」…

その「手外科」は形成外科，整形外科にまたがり，両者の素養が必要な，他の分野にはない難しさがある．まさに Orthoplastic surgery に他ならない．2 つの診療科の知識と技術を高いレベルで獲得し，維持しなくてはならない．このことが手外科の道に進む上での高いハードルになっている．

「手外科」は現在に至るまで知識と技術，デバイスなどが著しく発展してきた分野でもある．現在では低侵襲手術や上肢同種移植術がトピックである．これからは VR（virtual reality）技術から XR（extended reality）技術へ，またロボット技術を発展させた手術まで発展するものと考えられている．

「手外科」は難しくはない．マイクロサージャリーができ，atraumatic な技術を有し，「整容」と「機能」について強く意識している人間なら誰でも「手外科」を担い，愉しむことができる．

はじめに

「手外科」は形成外科，整形外科にまたがり，両者の素養が必要な，他分野にはない難しさがある．まさに Orthoplastic surgery[1] に他ならない．この 2 つの診療科の知識と技術を高いレベルで獲得し，維持しなくてはならない．高い山であるこの分野に形成外科からアプローチしその頂に立つものもいれば，整形外科のルートを辿るものもある．いずれにせよバランスよく両者の知識と技術を習得することこそが，手外科の道に進む上での高いハードルになっている．一部の環境が整った施設にいる人間以外に，現実にはその頂に容易に到達することは難しい．

一般的に我が国では，マイクロサージャリーや皮弁手術を得意としている形成外科医と骨接合や関節鏡手術を得意としている整形外科医が多いのは事実である．その逆はほとんどないと言ってよい．それは研修の環境や技術の伝承がどちらかを主に行うシステムになっているからである．逆に言うと形成外科的技術と整形外科的技術の両者を取得し，Orthoplastic surgeon になるためには，両者を研修するしかない．この両者の技術取得が簡単なようで難しいのはそのような環境因子によると考えられている[2]．どうしても形成外科医は骨・関節などの整形外科的分野が苦手となりがちなのは否めない．

その現状を打破し，1 人でも多くの先生方へ手外科に対する苦手意識を克服してほしいとの一念から，本誌 PEPARS No.169「苦手を克服する手外科」（2021 年 1 月号）を刊行し，幸いにも好評を得て来た．また十分に手外科症例に恵まれない環境

* Sohachi TORIYABE，〒983-8520 仙台市宮城野区宮城野 2-11-12 仙台医療センター形成外科手外科，医長/東北ハンドサージャリーセンター

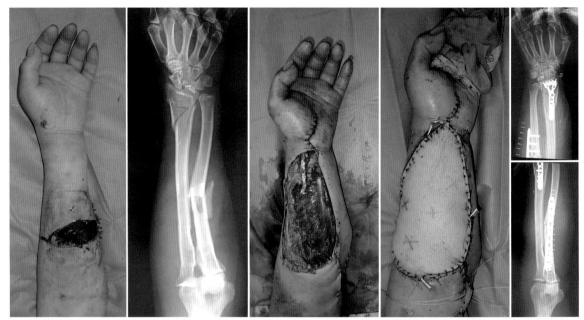

図 1. 60 歳代，男性．前腕開放骨折 Gustilo 3B
当日デブリドマン，鋼線髄内釘を施行．翌日セカンドルック．受傷 6 日目に確定的
骨接合と遊離前外側大腿皮弁による再建を完遂

下に置かれている先生方を対象として，ロールプレイング型の書籍「体験する手外科・第 1 巻，2 巻」（克誠堂出版）を刊行した．これにより手外科症例を疑似体験し，知識と手術動画を身近に感じていただけたものと思う．

今回はそれら苦手意識を払拭し，ある程度手外科を体験してきた先生方へ，さらなる高みを目指していただくという目的から，本特集号「得意を伸ばす手外科」を企画したのである．「得意を伸ばす」とは現状の技術や知識をさらに発展，普及させ，「手外科の未来」を想い，究極にはこれからの人材を育成することである．

いわゆる Orthoplastic surgery[1]の一翼を担い，さらに 1 歩上をいくためには，最新の低侵襲手術を見つめ直し，さらに「使える手」，「美しい手」を再建すべく Plastic Hand Surgery[3]のレベルまで引き上げることが必要である．本邦では未だ倫理上行われていない上肢同種移植術の技術についても導入に向けた努力を惜しんではならない．また VR（virtual reality）技術，XR（extended reality）技術[4]，さらにはロボティクサージャリー[5]に至るまでの進歩をさらに加速させる必要がある．

Orthoplastic surgery と手外科

Scott Levin によって提唱された Orthoplastic surgery（正確には Orthoplastic approach）は「重度四肢外傷」における整形外科と形成外科双方のアプローチの必要性と reconstructive ladder の概念を論じている[1]．重度四肢外傷においては，デブリドマン，一時的骨安定化（通常は創外固定），神経・血管の修復，確定的骨接合，必要に応じた創の閉鎖（植皮，有茎皮弁，遊離皮弁）を感染に至る前に完遂させ，救肢し，社会復帰へと繋げることがゆるぎない原則である（図 1）．骨・関節の再建と皮膚軟部組織再建を両輪として同じく高いレベルで治療ができることが治療者として求められている．彼は重度四肢外傷における軟部組織再建での reconstructive ladder を初めて提唱し，外傷再建外科の礎となっている．例えば Gustilo 3B の下腿開放骨折では感染予防や救肢の観点から，早期に何らかの皮弁による被覆が必要になる．局所皮弁，区域皮弁，遊離皮弁のいずれにせよ，このような外傷治療には形成外科的な素養が重要な鍵となる．元来の Orthoplastic approach は整形外

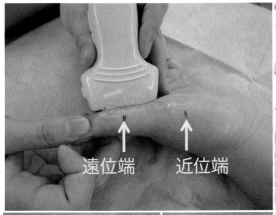

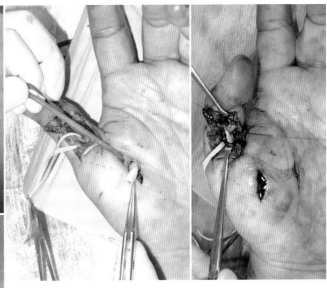

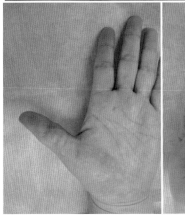

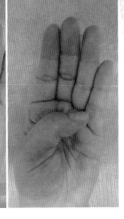

図 2.
長母指屈筋腱断裂の低侵襲手術例
従来であれば近位にジグザグ切開するところを,
皮切を最小限にする. エコーによって断端を確認
し, 遠位に引き出して腱縫合を行う.

科医の立場から形成外科的な知識と技術の重要性について説いたものであった. しかし私はこの場で形成外科医から整形外科的な素養の重要性を改めて強調したい.

我が国では主に整形外科が骨・関節治療を皮膚軟部組織再建は形成外科が担当している. したがって重度四肢外傷治療はマイクロサージャリーに長けた外傷整形外科医以外は整形外科医と形成外科医によるコラボレーション治療が行われているのが現状である[6]. 整形外科医と形成外科医がチームを組んで連携し, 骨接合, 皮弁再建をお互いの知識・技術を集結させて治療している. しかしながらこのコラボレーション治療は, 外傷整形外科による一環した治療には, 残念ながら遠く及ばない. その理由は整形外科, 形成外科のそれぞれに遠慮や忖度, 各科の事情が付きまとうからである. それはかなり小さいものもあれば, 無視できないレベルのものもあり, コラボレーション治療の質が問われている[6].

一方純粋な「手外科」は狭く小さく繊細な器官を扱い, 常にatraumatic な操作が要求される特殊分野である. 「重度四肢外傷」とは異なり, 整形外科が骨・関節, 形成外科が軟部組織と分離して考える手外科医はいない. ごく一部を除いては皆が骨・関節を扱い, マイクロサージャリーに携わっている. つまり**手外科医はすべからく Ortholpastic surgeon なのである**.

Plastic(Aesthetic) Hand Surgery とは

手は言うまでもなく露出部である. 形成外科医としては美しく仕上げたい. 美しい手はよく動き, よく動く手は美しい. 「機能」と「整容」がバランスよく両輪となるべきである. 同じ外傷でも先天異常でも変性疾患でも, やはり美しく仕上げるのが究極の目的ではないだろうか? 患者は「何もなかったような手指」を望んでいる.

「手外科」において Orthoplastic approach は当然のことであり, さらにその上をいく「Aesthetic

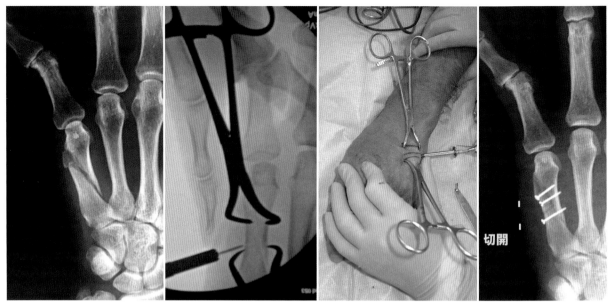

図 3. 第 5 の中手骨斜骨折の低侵襲手術例
従来であれば大きく切開し,スクリュー固定をするところを,2 か所の 5 mm の皮
切よりスクリュー固定を行う.

mind に基づいた運動器治療」と発展的に捉えることを提唱したい.それはつまりより整容面に配慮した手外科治療であり,常に瘢痕や形などに気を配って治療することである.しかしながら,決して機能面を疎かにしたものではない.端的に述べると「動かない手」は作らない,「傷だらけの手」も作らないこと,それが Plastic(Aesthetic) Hand Surgery である.

Plastic(Aesthetic) Hand Surgery は外傷(図 2,3)だけでなく,先天異常,腫瘍(図 4)などにも適応され,今後はより整容面に配慮した手外科医が増えてきて欲しいし,実際増えてくるものと考えている.これは従来の概念や現在の教科書的な知見を超越する考え方と言ってよい.

近未来の技術

前項目では従来の技術をより進化させた低侵襲手術,Plastic(Aesthetic) Hand Surgery について述べた.さらに,我が国では未だ行われていない上肢同種移植について考える必要がある.我が国では 2002 年当時の日本手の外科学会による「手同種移植ガイドライン」が策定され,様々な準備を行ってきた.それからおよそ 20 年の月日が流れた

が,一向に同種移植は 1 例も行われていない.正確な数字は不明であるが全世界では今まで 100 例以上の脳死同種手移植が行われている[7].最近では片側手移植よりも両側手移植が増加し,ネット上を賑わせている.臨床成績は各国や施設で大きく異なるが,急性拒絶反応が高率に生じるにもかかわらず拒絶壊死を免れ,移植手の機能回復も非常に良好であるとの報告は多い.日本国内では手移植の基礎研究報告は多くあるものの,未だに臨床例は皆無である.2023 年現在「臓器の移植に関する法律」において,四肢移植は認められていない.それは生命維持に関わらない臓器としての上肢への優先度の低さ,また日本人の宗教観なども深く関与しているもの考えられる.しかし,今後は「臓器としての上肢」の唯一性,重要性を我々は社会に広く啓発し,倫理的な側面をクリアすべく徹底的に議論して,その実現に努力すべきであると考えている.

近年の VR(virtual reality)の医療分野への導入は著しい.それを拡張した AR(augmented reality),MR(mixed reality)などと進歩してきた.またそれらを包括した XR(extended reality)という

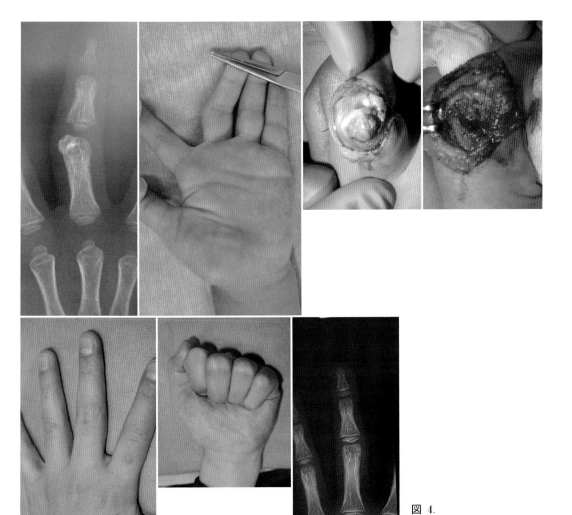

図 4.
PIP 関節内骨腫瘍の小切開手術
確実な腫瘍切除・靭帯再建・丁寧
な縫合により，術後 8 年において
整容的・機能的に良好な結果と
なっている．

概念と発展している[4]．VR は文字通り仮想空間の概念であり，仮想空間内でのシミュレーションに応用できる．AR は実際の現実空間が撮影された動画にリアルタイムで情報を付加する技術であり，実際の身体に 3D-CT などの画像イメージを付加させて手術支援を行うことが可能となる．MR はさらに現実空間と仮想空間がリアルタイムに影響しながら新たな空間を構築し，現実空間と仮想空間を複合する技術である．たとえば現実の身体に CG 合成したイメージを付加して手術支援するものである．これらの XR 技術は一部の脊椎外科や脳神経外科分野に応用されつつある[4]が，近い将来複雑な形態の手指骨折や舟状骨骨折，橈骨遠位端骨折，レシピエント血管の位置関係と皮弁の配置などに十分応用ができるであろう[2]．

　「得意を伸ばす」ためには，やはりマイクロサージャリーのデバイスの発展は欠かせない．現在のマイクロサージャリーは双眼の光学顕微鏡を覗いて行う conventional microsurgery（CM）であり，深部への適応は困難である．場合によっては術者が無理な体勢で行うこともあり，それだけストレ

スも多い．手外科領域では感じることが少ないが，位置や深さ，呼吸性の変動などによりマイクロサージャリー自体が困難な事象も存在している．近年外視鏡などのデジタル顕微鏡による3Dモニター下のマイクロサージャリーが導入されつつある．3Dグラスを装着して4Kモニターを見ながらマイクロサージャリーを行う．このように，無理な体勢でも対応ができ，術者の負担がより少ない3Dモニター下のマイクロサージャリーが普及していくであろう．

さらにマイクロサージャリーはロボットアシストで行われるようになると考えられている[5]．3Dモニター下に加え，ダ・ヴィンチ手術システムのようなロボット支援による手ぶれ防止，自由度がきく可動性アームによる人間の手が届かない部位でのマイクロサージャリー，スケーリング機能により術者の動きを数分の一に変換するなど，人間の能力を超えた技術で対応できると考えられている[5]．いわゆるロボティック・マイクロサージャリーである．先の外視鏡の技術に加え，このロボティック・マイクロサージャリーの発展により，より高度なマイクロサージャリーがより安全に，簡単に行われる日も近い．

これからの手外科医

手外科の未来は明るい．私はそう願ってやまない．
手術器具や顕微鏡の発展は著しい．しかしそればかりではない．新しい知見の数々により，以前は困難であった術式が安全かつ簡単に行われるようになった．例えば遊離前外側大腿皮弁（ALT flap）は私が若い頃には，解剖学的な探究も少なく非常にレベルの高い皮弁であった．しかし今ではたくさんの知見が集約され，安全かつ比較的容易な皮弁の1つとなり，形成外科専門医取得前の医師でも挙上は十分可能である．ALT flapひとつ見ても，時代の隔絶の感がある．その進歩は先人たちのたゆまぬ努力とあくなきチャレンジの上に成立していることを忘れてはならない．当たり前のことではあるが，「人」によってこれらの新しい技術や知識が発展を遂げ，普及したのだ．これからもその歩みは止めてはならない．先に挙げた最新の知識や技術，これから訪れる新時代の発展的技術，未だ見ぬ手外科の進歩を止めずに加速させ，次の世代に確実に繋げることがこれからの手外科医の役割ではないだろうか．

手外科の未来を明るくするのは，今この雑誌を手にとって読んでいる貴方だと信じている．

まとめ

美しい手はよく動き，よく動く手は美しい．手は人体の中でも最も精密で最も鋭敏な感覚を持ち，とてつもなく興味深い対象物である．形成外科（または整形外科）分野の中でも最もロジックで緻密な分野である「手外科」は今後さらに発展してゆく有望な分野の1つである．

今の自分を見つめ直し，知識や技術を高めて，この素晴らしい分野を発展させ，次世代の手外科を担って欲しい．

参考文献

1) Levin, L. S. : The reconstructive ladder. An orthoplastic approach. Orthop Clin North Am. **24**(3) : 393-409, 1993.
2) 鳥谷部荘八：形成外科医による手外科の未来予想図 真の手外科専門医とは？ 形成外科. **66** : S176-S179, 2023.
3) 鳥谷部荘八：用の美—plastic hand surgery のすすめ—. 形成外科. **60**(11) : 1282-1283, 2017.
4) 成田 渉：脊椎脊髄手術に対する Extended Reality（XR）・メタバースの試みと応用．日インターベンショナルラジオロジー会誌. **36**(4) : 335-341, 2022
5) 上村哲司：形成外科におけるロボット支援下手術の現状と海外の動向．形成外科. **64**(10) : 1147-1152, 2021.
6) 土田芳彦：【四肢外傷対応マニュアル】重症四肢外傷における初期治療のあり方．PEPARS. **134** : 1-10, 2018.
7) 村松慶一：脳死体からの同種手移植の現状．整形災害外科. **61**(13) : 1603-1608, 2018.

FAX による注文・住所変更届け

改定：2024年1月

　毎度ご購読いただきましてありがとうございます．
　読者の皆様方に弊社の本をより確実にお届けさせていただくために，FAX でのご注文・住所変更届けを受けつけております．この機会に是非ご利用ください．

◇ご利用方法

　FAX 専用注文書・住所変更届けは，そのまま切り離して FAX 用紙としてご利用ください．また，注文の場合手続き終了後，ご購入商品と郵便振替用紙を同封してお送りいたします．**代金が税込 5,000 円をこえる場合，代金引換便とさせて頂きます**．その他，申し込み・変更届けの方法は電話，郵便はがきも同様です．

◇代金引換について

　代金が税込 5,000 円をこえる場合，代金引換とさせて頂きます．配達員が商品をお届けした際に，現金またはクレジットカード・デビットカードにて代金を配達員にお支払い下さい(本の代金＋消費税＋送料)．(※年間定期購読と同時に 5,000 円をこえるご注文を頂いた場合は代金引換とはなりません．郵便振替用紙を同封して発送いたします．代金後払いという形になります．送料は，定期購読を含むご注文の場合は弊社が負担します)

◇年間定期購読のお申し込みについて

　年間定期購読は，1 年分を前金で頂いておりますため，代金引換とはなりません．郵便振替用紙を本と同封または別送いたします．送料弊社負担，また何月号からでもお申込み頂けます．
　毎年末，次年度定期購読のご案内をお送りいたしますので，定期購読更新のお手間が非常に少なく済みます．

◇住所変更届けについて

　年間購読をお申し込みされております方は，その期間中お届け先が変更します際，必ずご連絡下さいますようよろしくお願い致します．

◇取消，変更について

　取消，変更につきましては，お早めに FAX，お電話でお知らせ下さい．
　返品は，原則として受けつけておりませんが，返品の場合の郵送料はお客様負担とさせていただきます．その際は必ず弊社へご連絡ください．

◇ご送本について

　ご送本につきましては，ご注文がありましてから約 1 週間前後とみていただきたいと思います．

◇個人情報の利用目的

　お客様から収集させていただいた個人情報，ご注文情報は本サービスを提供する目的(本の発送，ご注文内容の確認，問い合わせに対しての回答等)以外には利用することはございません．

　その他，ご不明な点は弊社までご連絡ください．

株式会社 全日本病院出版会　〒113-0033 東京都文京区本郷 3-16-4-7F　電話 03(5689)5989　FAX03(5689)8030　郵便振替口座 00160-9-58753

FAX 専用注文書 形成・皮膚 2404

年　　　月　　　日

○印	PEPARS	定価(消費税込み)	冊数
	2024 年＿＿月～12 月定期購読(送料弊社負担)		
	PEPARS No. 207　皮弁挙上に役立つ解剖　増大号	5,720 円	
	PEPARS No. 200　足を診る─糖尿病足病変，重症下肢虚血からフットケアまで─　臨時増大号	5,500 円	
	PEPARS No. 195　顔面の美容外科 Basic & Advance　増大号	6,600 円	
	バックナンバー(号数と冊数をご記入ください) No.		

○印	Monthly Book Derma.	定価(消費税込み)	冊数
	2024 年＿＿月～12 月定期購読(送料弊社負担)		
	MB Derma. No. 340　切らずに勝負！皮膚科医のための美容皮膚診療　増大号	5,610 円	
	MB Derma. No. 336　知っておくべき皮膚科キードラッグのピットフォール　増刊号	6,490 円	
	バックナンバー(号数と冊数をご記入ください) No.		

○印	瘢痕・ケロイド治療ジャーナル		
	バックナンバー(号数と冊数をご記入ください) No.		

○印	書籍	定価(消費税込み)	冊数
	カスタマイズ治療で読み解く美容皮膚診療	10,450 円	
	日本美容外科学会会報　Vol. 44　特別号 「美容医療診療指針 令和 3 年度改訂版」	4,400 円	
	ここからマスター！手外科研修レクチャーブック	9,900 円	
	足の総合病院・下北沢病院がおくる！ ポケット判 主訴から引く足のプライマリケアマニュアル	6,380 円	
	カラーアトラス 爪の診療実践ガイド 改訂第 2 版	7,920 円	
	イチからはじめる美容医療機器の理論と実践 改訂第 2 版	7,150 円	
	臨床実習で役立つ形成外科診療・救急外来処置ビギナーズマニュアル	7,150 円	
	足爪治療マスター BOOK	6,600 円	
	図解 こどものあざとできもの─診断力を身につける─	6,160 円	
	美容外科手術─合併症と対策─	22,000 円	
	運動器臨床解剖学─チーム秋田の「メゾ解剖学」基本講座─	5,940 円	
	グラフィック リンパ浮腫診断─医療・看護の現場で役立つケーススタディ─	7,480 円	
	足育学　外来でみるフットケア・フットヘルスウェア	7,700 円	
	ケロイド・肥厚性瘢痕 診断・治療指針 2018	4,180 円	
	実践アトラス 美容外科注入治療　改訂第 2 版	9,900 円	
	ここからスタート！眼形成手術の基本手技	8,250 円	
	Non-Surgical 美容医療超実践講座	15,400 円	

お名前　フリガナ　　　　　　　　　　　　　　　　印　　　診療科

ご送付先　〒　　─　　　　　□自宅　　□お勤め先

電話番号　　　　　　　　　　　　　　　□自宅　□お勤め先

バックナンバー・書籍合計
5,000 円以上のご注文
は代金引換発送になります

─お問い合わせ先─
㈱全日本病院出版会営業部
電話 03(5689)5989

FAX 03(5689)8030

PEPARS
バックナンバー一覧

各号定価 3,300 円（本体 3,000 円＋税），ただし，増大号のため，No. 159, 171, 183, 207 は定価 5,720 円（本体 5,200円＋税），No. 195 は定価 6,600 円（本体 6,000 円＋税）．No. 200 は定価 5,500 円（本体 5,000 円＋税）．在庫僅少品もございます．品切の場合はご容赦ください．

（2024 年 3 月現在）

掲載されていないバックナンバーにつきましては，弊社ホームページ (www.zenniti.com) をご覧下さい．

2024 年　年間購読　受付中！
年間購読料　42,020 円(消費税込)(送料弊社負担)
（通常号 11 冊＋増大号 1 冊：合計 12 冊）

click

全日本病院出版会　　　　　検索

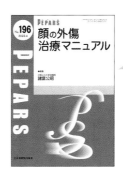

表紙をリニューアルしました！

編集顧問：栗原邦弘　百束比古　光嶋　勲
編集主幹：上田晃一　大阪医科薬科大学教授
　　　　　大慈弥裕之　NPO法人自由が丘アカデミー代表理事
　　　　　小川　令　日本医科大学教授

No.208　編集企画：
　鳥谷部荘八　仙台医療センター 医長/
　　　　　　　東北ハンドサージャリーセンター

PEPARS　No.208

2024年4月15日発行（毎月1回15日発行）
定価は表紙に表示してあります.
Printed in Japan

© ZEN・NIHONBYOIN・SHUPPANKAI, 2024

発行者　末　定　広　光
発行所　株式会社　全日本病院出版会
〒113-0033 東京都文京区本郷3丁目16番4号
電話（03）5689-5989　Fax（03）5689-8030
郵便振替口座 00160-9-58753

印刷・製本　三報社印刷株式会社　電話（03）3637-0005
広告取扱店　株式会社文京メディカル　電話（03）3817-8036